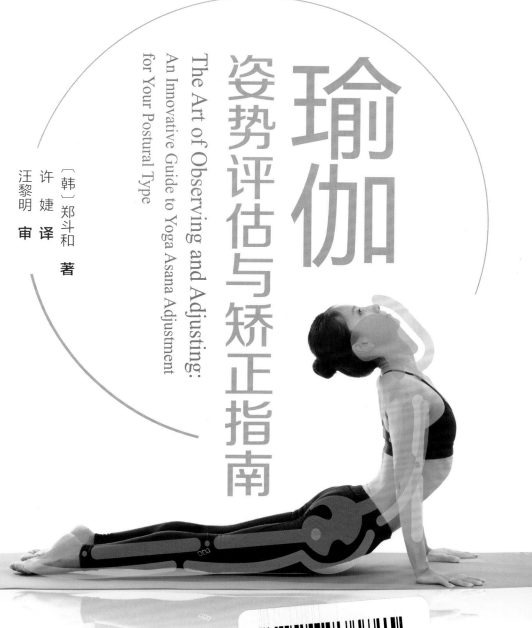

瑜伽

姿势评估与矫正指南

The Art of Observing and Adjusting:
An Innovative Guide to Yoga Asana Adjustment
for Your Postural Type

〔韩〕郑斗和 著

许 婕 译

汪黎明 审

U0217537

北京科学技术出版社

Originally published in the United Kingdom by Lotus Publishing under the title: The Art of Observing and Adjusting: An Innovative Guide to Yoga Asana Adjustment for Your Postural Type by Vayu Jung Doohwa
Copyright © 2019 by Vayu Jung Doohwa

著作权合同登记号　图字：01-2020-1495

图书在版编目（CIP）数据

瑜伽姿势评估与矫正指南 /（韩）郑斗和著；许婕译 . -- 北京：北京科学技术出版社，2020.8（2020.11 重印）

书名原文：The Art of Observing and Adjusting： An Innovative Guide to Yoga Asana Adjustment for Your Postural Type

ISBN 978-7-5714-0982-1

Ⅰ . ①瑜…　Ⅱ . ①郑…②许…　Ⅲ . ①瑜伽—基本知识　Ⅳ . ① R793.51

中国版本图书馆 CIP 数据核字 (2020) 第 097927 号

责任编辑：马丽平　杨　帆
责任校对：贾　荣
封面设计：申　彪
责任印制：吕　越
出 版 人：曾庆宇
出版发行：北京科学技术出版社
社　　址：北京西直门南大街 16 号
邮政编码：100035
电　　话：0086-10-66135495（总编室）　0086-10-66113227（发行部）
网　　址：www.bkydw.cn
印　　刷：北京宝隆世纪印刷有限公司
开　　本：710mm×1000mm　1/16
字　　数：160 千字
印　　张：13
版　　次：2020 年 8 月第 1 版
印　　次：2020 年 11 月第 2 次印刷
ISBN 978-7-5714-0982-1

定价：108.00 元

京科版图书，版权所有，侵权必究。
京科版图书，印装差错，负责退换。

译者前言

　　每位瑜伽练习者都渴望得到动作指导和矫正，每位瑜伽老师都希望掌握体式评估和矫正的技术。无论是平常的会员课还是瑜伽教师培训班，是把练习者"放进"某种标准的体式里，还是根据人的姿势类型（或体型）对体式进行适当的调整？这样的问题曾反复困扰过我。

　　看到《瑜伽姿势评估与矫正指南》这本书时，我一下子被"前屈动作中，尾骨应该抬高还是降低？""下犬式中，髋关节应该旋外还是旋内？""上犬式中，臀大肌应该收紧还是放松？"这几个贴心的问题戳到了，越往下看，越觉得应该尽快和大家分享此书。

　　关于瑜伽体式矫正和身体姿势评估的好书很多，而本书作者，一位有医学专业背景的瑜伽老师，从自己多年的瑜伽实践及对人体的深刻认识中，发现两者可以如此完美地结合！可以说，作者不仅很"懂"瑜伽，也很"懂"瑜伽老师和练习者的诉求。

　　本书内容新颖、视角独特、图文并茂，会告诉你如何直观地通过瑜伽来观察身体失衡，比如身体的线失衡或节段失衡；你可以学会区分 A 型（骨盆前倾型）、P 型（骨盆后倾型）和 C 型（复合型）的姿势特征，学会观察他们在不同瑜伽体式中的表现，并学会如何调整到中立的平衡状态。本书将指引瑜伽练习者获得身体和姿势的平衡。

　　决定翻译这本书和我 10 多年的瑜伽经历有关。从 2006 年开始，我在北京体育大学先后完成了有关瑜伽的硕士学位和博士学位论文；2014 年到西北民族大学工作至今，我还在瑜伽练习和教学的道路上探索。瑜伽改变了我对自己的认知，也改变了我对生活的态度，而翻译本书的过程，更像一场修行之旅，使我受益匪浅。

感谢汪黎明、向东海和周晶三位老师，以及张议丹、赵斯龙在翻译和校稿过程中提供的无私帮助！感谢我的家人和瑜伽路上的老师、同学和学生们，是你们让我体会到付出和坚持的意义。最后，希望本书能给所有瑜伽爱好者带来帮助和改变！

许婕

2020 年 5 月

序　言

在阿斯汤伽串联瑜伽传统中，上师（Guruji）帕塔比·乔伊斯（Pattabhi Jois）认为需要"99%的练习和1%的理论"。但如果只从字面上理解这句话，阿斯汤伽串联瑜伽的学生会落入陷阱。

"常人思维"（我们思维过程中没有被真正唤醒的部分，处于习惯性思维的循环中）只会简单地将99%和1%相加得到100%。这是错误的算法，因为你不能把两个不同的项目加在一起，比如你有99个香蕉和1个苹果，把它们加在一起——是的，你会得到100个水果，但你拥有的还是99个香蕉和1个苹果。

2008年，我在中国北京遇到斗和（Vayu）的时候，他正在教师培训课上教授瑜伽解剖学，而我则在分享上师的教学。我看得出，斗和的头脑非常聪明，但也能看出，他教学时用的是"一贯"的教学方式，因为人们"一直都是这样做的"。

然而，我们之间的"化学反应"是实实在在存在的，于是我们立即沉浸到深入的讨论中。斗和的眼睛亮了起来，思想也开始发光。这次会面是一种将工作、实践、研究、调查融为一体的伙伴关系的开始，这种关系延续至今。

当代瑜伽和瑜伽解剖学发展蓬勃，但仍未脱离传统模式，但现在，大多数伟大的上师已经去世，创新的时候已经到来！

志同道合的人走到一起，就会碰撞出创新的火花。在本书中，你会发现，斗和已经运用了很多1%的理论和99%的垫上练习，他在教学中有了一些了不起的发现。本书内容有大量创新，将很好地服务于瑜伽练习者。我一直期待这本书的其他语言版，以便于它在全球瑜伽练习者中传播。

　　"体式，自由呼吸，凝视点"是上师喜爱的另一个经典。在这里，上师给阿斯汤伽串联瑜伽的学生一个非常简单的"1% 理论"，但要实现它非常困难。上师在这里教导的是，正确的姿势是平衡呼吸的条件，而平衡的姿势和呼吸可以使我们从心或"凝视点"出发去看一切，接收一切。

　　如果在公众场所观察四周的人，你看到的多是普通或糟糕的姿势，反映了佛家所说的"众生皆苦"。对所有人来说，生活中有许多挑战和创伤，每一次撞击、跌倒或情感创伤在我们的身体里留下印迹。可以说，身体里一系列反应塑造了我们。

　　瑜伽体式，如果能正确地理解和练习，是释放固有姿势模式的一剂良药。在本书中，郑斗和为学生提供了完美的工具来识别并克服他们的固有模式。他告诉学生应该观察什么，如何调整正常姿势中存在的失衡，学会如何以清晰简单的方式进行呼吸，这一切都通向"日食"姿势（译者注：想象头的中心是太阳，胸腔中心是月亮，骨盆中心是地球，三者成一条直线），一个中立的自我支撑的脊柱，唤醒中脉，让学生从内心看到一切。

　　"阿斯汤伽串联瑜伽科学方法"——斗和已经把上师的箴言铭记于心，并在他的实践中有所体现，使他自己有所进展并不断创新。他认真地研究了自己身体里发生了什么，所以能科学地将自己的身体－呼吸－思想放进实验里，并判断出自己是典型的 P 型姿势（骨盆后倾型）。

　　2016 年 1 月，斗和在伦敦举办的阿斯汤伽串联瑜伽教师进阶课程中分享了他的理念。作为 500 小时的毕业生，他在那里开设了一门"根据 A 型、P 型和 C 型姿势进行瑜伽矫正"的课程，练习组的成果是令人震惊和发人深省的。这本书是对斗和的工作和热情探索的总结。斗和，你确实是一位了不起的瑜伽士！

约翰·斯考特（John Scott）

致　谢

首先，我要向我的家人、朋友、学生和同事表达最衷心的感谢，是他们鼓励我写这本书，并在这段创作之旅中给予我帮助。

特别感谢约翰·斯考特的友情和教学奉献。2008 年，约翰在我身上播下了瑜伽创新的种子，直到今天，他一直鼓励我并支持我的练习和教学。与约翰见面，与他一起学习，让我意识到自己的姿势失衡，这是理解其他人的失衡及探索治愈这些失衡方法的开始。

我要衷心地感谢我的朋友 Irina，她是耐心的合作者，帮我完成了这本书的英文版。她一直在努力完成这本书翻译、编辑和寻找适合出版商的工作。没有 Irina，本书的英文版将不会这么快问世。

我还要：

感谢 John Hutching 承担了英文版的出版工作；

感谢 Jeon Ho Yun 以热情、完美和耐心绘制了所有的图片；

感谢 Kim Mu Geon 专业的拍摄；

感谢 Arjuna、Kim EunHa、Lee Young Jim 和 Jung Min Joo，他们勇敢地塑造了姿势类型；

感谢 Caroline Abbot 和 Moira Purves 校对终稿并提供了宝贵的反馈建议；

感谢所有和我一起练习的学生们，以及那些参加实用瑜伽解剖学工作坊的人们，他们用开放的心态，帮助我完善本书中提出的概念。

衷心地感谢我的妻子和女儿的爱和奉献，她们总是用真诚的微笑迎接我回家。

最后，我要由衷地感谢我的父母，没有任何语言能够表达我对他们的爱和尊重。

正是有许多人的参与，才使这本书得以走向世界。每当我心怀感激的时候，我意识到我们都被伟大的心灵连接在了一起。

愿你能获得宁静。

郑斗和

2018 年 10 月

合十礼

我希望本书能对你的瑜伽之旅有所启迪，用内在的智慧帮助你找到真正的自我。

目　录

引　言

如何根据姿势类型去观察、对齐和矫正姿势失衡

本书适合所有水平的瑜伽练习者。它从"技术诀窍"和姿势失衡的基本原理开始，引导你根据练习者的姿势类型来观察和矫正存在的失衡。笔者尽量避免使用复杂的解剖学术语，而是选择使用直观的图示和照片来说明。这些视觉资料让笔者简洁清晰地表达出了想法。笔者也希望这些辅助资料能使教师和练习者的自我试验过程变得更简单。

就像医生在经过全面的检查和诊断后，会给出最适合的治疗方案一样，你也可以通过观察来识别失衡的姿势模式，并给出最合适的对齐和矫正方案。了解姿势类型将指导你进行正确的调整，以恢复身体平衡。

在本书的第一部分，笔者将介绍如何观察失衡；第二部分，你将根据节段失衡模式系统地学习姿势类型；第三部分，针对不同的姿势类型，笔者推荐了具体的矫正方法和原则。

瑜伽之路

瑜伽是超越躁动的心灵，令人通往真正幸福的道路。通过大量的瑜伽实践，我们能达到人生的"中庸之道"。有一种瑜伽实践方法叫"体位法"（梵语为 asana），这个词的原意是静坐冥想。由于存在各种身体失衡，对我们多数人来说，这一实践极具挑战性。因此，为了达到平衡的坐姿，瑜伽修行者开发了

不同类型的体式，目的是恢复身体的平衡，从而达到健康的呼吸模式、平衡的心态和稳定的坐姿。

如果你完成不了某个或某组特定体式怎么办？

几乎没有人能完美无瑕地完成每个瑜伽体式。有些人可以将某个特定体式完成得相对较好，但在完成其他一些体式时，他们可能仍会感到困难。练习者在体式上普遍存在的问题是往往侧重于某个特定的方向。比如有的学生感到前屈容易，那么，他们很可能在后弯时觉得困难。同样，如果右侧体式容易，左侧体式可能就会很有挑战性。在瑜伽体式练习中，不管倾向于哪一种失衡，都是我们日常生活失衡的一种表现。

众所周知，在职业运动中，运动员会发展他们的优势侧。无论他们偏好右侧还是左侧，都是为了竞争而有意发展的。

练习瑜伽体式的目的在于恢复平衡。因此，不应仅去加强那些我们已经很容易完成的体式，而应去学习并和那些有挑战性的体式做朋友。这就是瑜伽体式练习的目的。

一方面，当我们练习对自己而言难度较大的体式或选择不是那么协调的方向时，我们会挣扎。呼吸会变得沉重，疼痛袭来，几乎迫使我们放弃挑战……多数时候，我们倾向于逃避。我们也许会觉得那些轻松自如的体式加深了，就是我们的练习等级提升了，然而，薄弱体式实际上变成了练习者的一个阴影。它不可见，不可察觉，但却始终在那里。

另一方面，过度练习难度高的体式经常会造成身体伤害。如果继续过度用力，只会形成新的、破坏性的模式。因此，尽管长期努力，我们不仅没能改善薄弱体式或方向，而且往往显现出更严重的身体失衡。

初学者、高级练习者和教师常想知道如何处理身体失衡及有侧重地选择动作或方法。笔者相信，对这个问题有了真正的认识后，所有瑜伽练习者都会受益匪浅。以敏锐且多样化的视角来看失衡姿势,有助于建立更全面平衡。

瑜伽体式中的失衡模式

身体的失衡在瑜伽动作中很容易被识别。如果你能正确辨别身体失衡的基本部位和原因,就可以设计瑜伽体式路径返回到中立状态。幸运的是,在失衡状态中有一个模式,这个模式能帮助你认出这些状态并消除它们。

姿势失衡是基于肌肉骨骼的失衡。肌肉骨骼系统包括骨骼、肌肉和神经。躯体神经系统控制肌肉的随意运动,而肌肉能移动骨骼。因此,通过我们的方法和积极练习来改善肌肉骨骼系统的失衡,从理论上是可行的。

然而,由于我们长期的行为习惯,脊柱和骨盆的肌肉变得僵硬,改变起来会比较困难。多年形成的身体失衡,就算原因明确,也需要很长一段时间去矫正它。为了获得平衡,笔者建议,第一要坚持长期的自我练习,第二要投入时间学习瑜伽体式理论,以便你能更好地了解自己的失衡模式。

没有必要掌握瑜伽所有的理论。自我练习和直观体验是瑜伽的基石,很多问题将会逐渐显露和获得改善。

人体的运动和姿势受肌肉收缩的影响,因此了解肌肉活动是必要的。然而,这并不意味着你只有学习了400多组肌肉之后才可以开始练习瑜伽,你可以在简单了解身体的失衡节段及与肌肉相连的身体线之后就开始。

恰当的比喻是,当乘坐地铁时,你不需要知道每个站名,只要知道你乘坐路线的上车站和下车站就足够了。久而久之,当重复同样行程时,你就会慢慢记住其他车站了。同样的原则也适用于理解主要的身体线。

我们的肌肉是通过连接身体前、后和两侧所形成的几条完整的线起作用的,而不是像解剖书上经常描述的那样,是个别的、单独的肌肉运动。没有必要对肌肉线过于深究。在前屈或后弯时,你感觉到了身体后侧或前侧有拉伸,这就是一个很好的开始。

本书使用的基本术语

向前弯曲时，由于身体前侧肌肉的收缩，身体的后侧被拉长。我们可以把与肌肉、筋膜相连的整个拉长的后背肌肉结构称为**后线**。

向后弯曲时，由于身体后侧肌肉的收缩，身体的前侧被拉长。身体前侧被拉长的肌肉结构可以被认为是**前线**。

为了有效地识别前线和后线的失衡，我们可以把每条线分成几个节段。

图 I.1 演示了如何通过将身体前侧、后侧分成与关节相关的几个节段来观察姿势失衡，我们把这些节段称为**功能单位**。

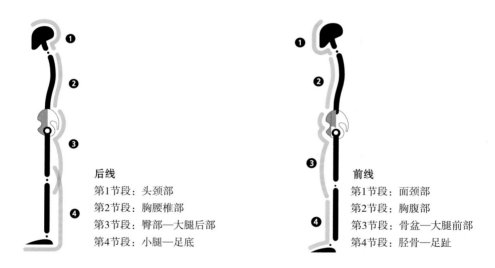

后线
第1节段：头颈部
第2节段：胸腰椎部
第3节段：臀部—大腿后部
第4节段：小腿—足底

前线
第1节段：面颈部
第2节段：胸腹部
第3节段：骨盆—大腿前部
第4节段：胫骨—足趾

后线第 3 节段和第 4 节段（分别是大腿后部和小腿的肌肉）有交叉
图 I.1　后线和前线

如果练习者发现向前弯曲比较容易，而向后弯曲比较困难，如图 I.2 左图所示，这就表明后线相对容易拉长。相反，如图 I.2 右图所示的前线可能是紧张的，这意味着身体存在相对失衡。

图 I.2 案例中，进行平衡矫正的恰当方法是不断地拉长不易拉伸的前线。这听起来似乎是一种非常简单的解决问题的技巧——事实也确实如此。然而，经验表明，即使我们能够在某个体式中轻松地进行前屈，在另外一个体式中完成前屈仍然可能很难。**理解复杂失衡的关键是观察练习者在不同体式中的表现，然后去比较各节段的失衡**。

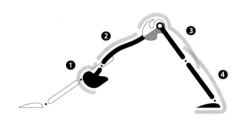
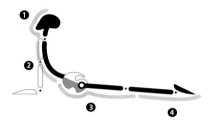

练习前屈体式的目的是从上到下拉伸身体后线的每一块肌肉，而不仅是伸展大腿后侧的腘绳肌

练习后弯体式的目的是从前额到足趾拉伸身体前线的每一块肌肉，而不仅是伸展胸腹部肌肉

图 I.2　前屈和后弯失衡的例子

如果你开始观察身体各节段及它们之间的关系，你将学会识别个体失衡的模式。让我们快速查看一下本书的一个主要概念，然后用你的身体做一个实验。

如果你抬高尾骨（骨盆前倾），会发现后线第 2 节段缩短；而降低尾骨（骨盆后倾），则后线第 2 节段就拉长。相反，在第 3 节段，如果你抬高尾骨，第 3 节段是拉长的；而降低尾骨，会感到第 3 节段缩短。

图 I.3 描述了 A 型和 P 型两种姿势。我们假设这是被测试者的常规站姿。观察这些姿势模式会让我们怀疑是第 2、3 节段从腰椎到骨盆部分的失衡。但在现实生活中，我们不太可能遇到这么严重的失衡，通过站姿就可以很快、很容易地观察到。在瑜伽的世界里尤其如此，一方面我们知道如何去隐藏一个失衡的状态；另一方面，为了拉长或缩短第 2、3 节段，我们会在山式中抬高或降低尾骨。

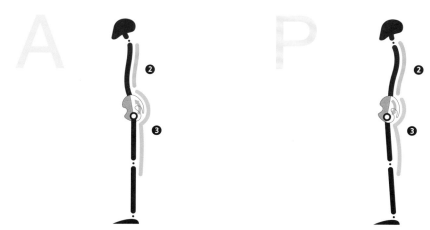

图 I.3　A 型和 P 型表示骨盆前倾和骨盆后倾的姿势类型

　　当涉及其他更复杂的瑜伽体式时，隐藏失衡会变得更加困难。比如在前屈或后弯时，由于第 1 和第 4 节段之间的压力越来越大，人们可能会竭力抬高或降低尾骨。然后，一个失衡的姿势状态会清晰地暴露出来，而我们所能做的就是面对并解决这个问题。

　　另外一个相当经典的例子是图 I.4 的 A 型和 P 型。这种情况下，练习者在下犬式中不能倾斜骨盆，因为骨盆是向后或向前固定的。

　　图 I.4 所示的 A 型失衡是第 2 节段缩短，因此第 3 节段拉长，尾骨抬起。P 型失衡是第 2 节段过度拉长，而第 3 节段缩短，尾骨下降。

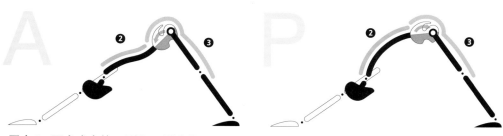

图 I.4　下犬式中的 A 型和 P 型失衡

你可以观察到，在第 2、3 节段中，这些失衡模式在不同的体式中是如何重复的，如图 I.5 为 A 型和 P 型在手杖（Dandasana）式中的失衡。

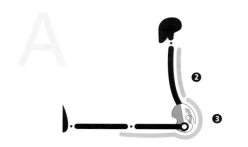

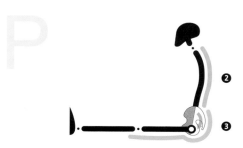

A 型：缩短的第 2 节段（胸腰椎部）和拉长的第 3 节段（臀部—大腿后部）

P 型：拉长的第 2 节段（胸腰椎部）和缩短的第 3 节段（臀部—大腿后部）

图 I.5　手杖式中的 A 型和 P 型失衡

第 2、3 节段之间的这种张力不均等代表腰椎和髋关节失衡，即腰椎关节或髋关节的结缔组织在一个方向上是可移动的，但在相反方向上的活动是受限的。解决失衡这一难题的关键是检查哪个关节和方向导致了这个问题。本书的第一部分将探索在各种瑜伽体式中观察什么和如何观察。

本书提出 4 种姿势类型的概念，用来帮助理解姿势失衡，特别是作为身体中心的第 2、3 节段失衡。

姿势类型是根据脊柱弯曲、骨盆倾斜和呼吸模式来定义的。这将在本书的第二部分进行阐述。

姿势类型为失衡模式的明确鉴别和分类提供了一个标准。一旦理解了姿势系统的工作原理，你就能意识到特定关节的失衡方向，对齐和矫正的原则会变得直观。如果你学会在缩短的节段拉伸肌肉及在拉长的或较弱的节段增强肌肉，这将打开通往平衡身体的大门。此外，矫正的目的将变得越来越明确，你的个人练习将使身体变得越来越中立和平衡。

为什么同样的体式会有相互冲突的矫正？

在过去的 10 年里，笔者在很多实用瑜伽解剖学培训中进行过教学，在这期间，笔者发现以下问题会使很多瑜伽修行者和老师感到困惑。

问题 1：前屈动作中，尾骨应该抬高还是降低？

问题 2：下犬式中，髋关节应该旋外还是旋内？

问题 3：上犬式中，臀大肌应该收紧还是放松？

答案是，这完全取决于体式和姿势类型。

让我们看一下前屈体式：一些体式会被定义为**多节段体式**，因为第 2、3节段同时弯曲，而其他体式会被定义为**单节段体式**，因为弯曲只发生在第 2 节段（图 I.6 和 I.7）。

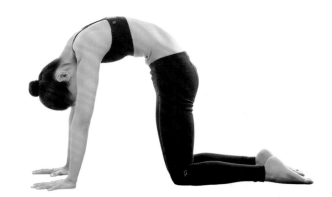

图 I.6　猫式

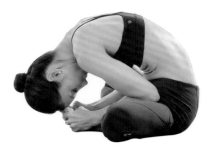

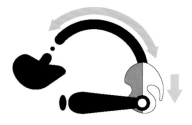

图 I.7　束角式 B

一方面，在单节段的情况下，比如猫式或束角式 B，我们只需要通过降低尾骨的动作来弯曲第 2 节段就可以，而不考虑姿势类型。

另一方面，多节段体式，如双腿背部伸展式，矫正的目标可能不同，应根据姿势类型进行矫正。

对于 A 型姿势，应引导尾骨向下，即骨盆后倾，使这种姿势类型中缩短的第 2 节段（后线）可以拉长。

P 型姿势的矫正则相反，应引导尾骨向上（骨盆前倾）。甚至，你可以稍屈膝使后线上缩短的第 3 节段拉伸。这些动作促进了第 2、3 节段之间的平衡——腰椎和髋关节（图 I.8）。本书的第三部分介绍了更明确和循序渐进的方法，包括用于 A 型和 P 型姿势的工具和常见问答。

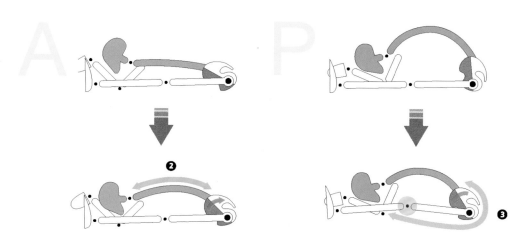

图 I.8　A 型和 P 型姿势及各自的失衡

用于后弯体式的方法是类似的：有单节段体式，只拉长第 2 节段；还有多节段体式，同时拉长第 2、3 节段。

比如眼镜蛇式（Bhujangasana）（图 I.9）是一个单节段体式，它只拉长前线第 2 节段。

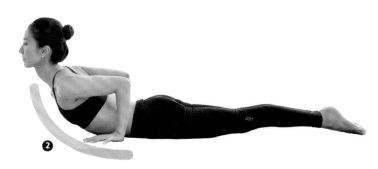

图 I.9　眼镜蛇式：单节段体式，仅拉长第 2 节段

另一个例子是上犬式，为多节段后弯体式，前线第 2、3 节段一起拉长（图 I.10）。

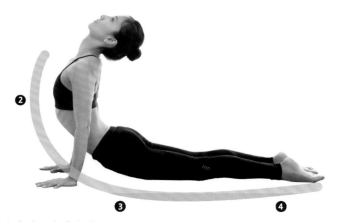

图 I.10　上犬式：多节段体式，同时拉长第 2、3 节段

大部分后弯体式都是多节段的，我们的目标是同时拉长第 2、3 节段。

按照这个逻辑，前屈和后弯体式可以根据动作和姿势类型进行不同的调整。理解这种方法对观察和接下来进行清晰而有计划的矫正是一个有用的工具。

在本书中，笔者尝试为许多问题提供简单和系统的答案，像上面提到的那些问题，这也是瑜伽练习者和老师渴望了解的。

在第一和第二部分，你将学习如何通过观察和分类来识别自己的姿势类型。在第三部分，你将学习逐步调整的最佳原则和方法。

约翰·斯考特老师在笔者身上播下了阿斯汤伽串联瑜伽传统的种子。在过去的 10 年里，每天，笔者都和学生在老师辅导的日常自我练习课上练习和探索瑜伽。因此，本书的大部分观点都来自我的直接经验。此外，这种姿势类型的经验观察、分类及矫正方法显然是一种相对的工具，而不是绝对的公式。我们可以利用姿势类型方法学的知识更好地进行对齐和矫正。

"当内心平静时，我们看到的是世界的本来面目，如若不是，我们看到的只是我们想看的。"

第一部分

评　估

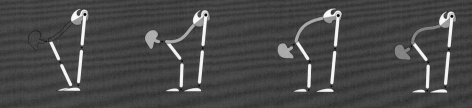

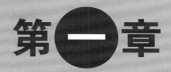

第一章

通过瑜伽观察身体失衡

· · · · · · · ·

正如引言中提到的，可以通过瑜伽体式练习来识别身体失衡。体式是发现和矫正这些失衡的极好方法。

通常，身体失衡会由专家进行诊断，然而，许多瑜伽练习者和教师不会过分依赖姿势评估测试，他们认为通过体式对失衡进行自我评估的办法更加可行和有效。这是因为身体失衡不是短时间内可以矫正的：它们是伴随终生，并且需要长期和规范的管理才会逐渐改善的情况。只要有恒心，你就会看到成效。

此外，一般是通过观察来确定姿势失衡，症状严重时才会使用设备。这些方法无法检测到轻微失衡。就瑜伽练习者而言，每日的瑜伽练习提高了他们对自我身体及其失衡的认知，因此，他们能够识别并解决轻微的失衡。

一旦在瑜伽体式练习中建立了稳固和平衡的基础，你就能进入下一阶段——呼吸和思想的平衡。

我们将在本章里讨论，通过瑜伽体式，你可以学会直观地识别失衡的各种方法。

所有失衡都有规律

在矫正失衡之前，我们需要明确导致失衡的原因。如果不能从瑜伽体式中看到重复状态，我们就无法确定什么是必须矫正的。幸运的是，即使是复杂的失衡，从瑜伽体式中也能看到规律。

瑜伽的基本体式：前屈和后弯

前屈和后弯动作构成了基本的瑜伽体式。这些体式非常重要，因为它们使练习者意识到他（她）身体前线或后线的失衡。

前屈（动作）拉长了身体后部，而后弯（动作）拉长了身体前部。不需要做大量的练习去体验这些感觉，当我们进行拉伸时，经常会感到一定程度的肌肉疼痛。

图 1.1 示范了不同根基（指和地面接触的身体部位）的瑜伽前屈体式：站位的、坐位的和卧位（倒立）的。

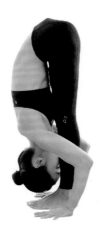
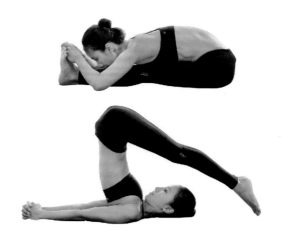

图 1.1 **瑜伽前屈体式**

瑜伽后弯体式需要身体向后弯曲，向外向上推，以拉长胸部、腹部、骨盆和大腿。

图 1.2 示范了各种不同根基和方向的瑜伽后弯体式，如卧位、跪位和倒立。

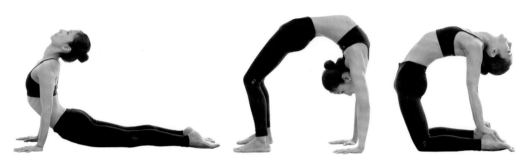

图 1.2　瑜伽后弯体式

关节基本运动模式：屈（屈曲）和伸（伸展）

如果学习了上述瑜伽体式，你可能注意到它们都围绕关节的运动而产生。当人体在特定方向上移动或进入某个体式时，关节运动遵循某种标准模式（图 1.3）。

在向前弯曲的位置，颈椎、胸椎、腰椎和髋关节是向前屈的（在矢状面）。反之，在向后弯曲的位置，髋关节、腰椎、胸椎和颈椎是向后伸展的（在矢状面）。

换句话说，前屈体式是屈曲模式的一部分，而后弯体式是伸展模式的一部分（图 1.4 和 1.5）。

关节的屈伸运动

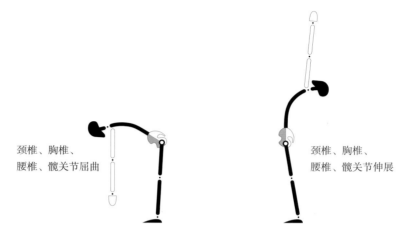

颈椎、胸椎、腰椎、髋关节屈曲　　　　　　　　颈椎、胸椎、腰椎、髋关节伸展

图 1.3　关节运动

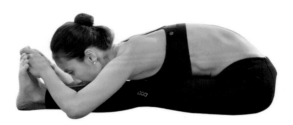

图 1.4　前屈体式（屈曲模式）

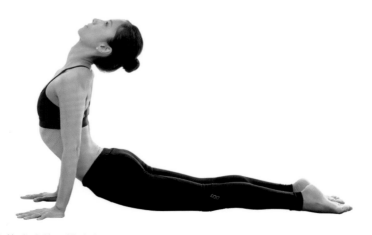

图 1.5　后弯体式（伸展模式）

体式的平衡和失衡模式

如果你观察关节运动中颈椎、胸椎和腰椎、髋关节的屈伸，你就能识别前屈和后弯体式中的失衡情况。

当颈椎、胸椎或腰椎和骨盆的各关节在前屈体式中均匀弯曲时，我们将其视为平衡的前屈。

然而，当一些关节过度屈曲，而其他关节弯曲不够时，大部分的重量和弯曲力由这几个特殊的过度屈曲的关节承受。这将导致失衡。

通过肌肉和关节的协同运动，前后关节可以均匀地屈曲和伸展，形成平衡的前屈或后弯姿势。如果只有一组特定关节被经常使用，而其他关节很少被使用，就会出现失衡。

遗憾的是，练习者不仅在日常活动中，在瑜伽练习中也经常延续他们前屈和后弯姿势失衡的坏习惯。**与其他任何方向的体式相比，前屈和后弯的体式更多，因此，在特定关节进行持续失衡的练习，通常会加剧这些失衡。**

当我们的动作形成习惯，由于完成这些动作是无意识的，任何失衡都可能被忽视。此外，身体持续倾向于使用一组关节而忽略其他关节，会导致被忽略的关节功能减弱。

线和节段失衡

身体的实际动作与解剖学书中所描述的大有不同。肌肉不会单独活动，而是与其相连筋膜的组合运动。

当一个人向前弯曲时，腘绳肌不是唯一被拉长的肌肉。身体后部的每个部分都受到影响——从前额开始，经过颈椎、胸椎、腰椎、臀肌、腘绳肌，直到足底。在这种情况下，整个身体后部拉长的部分就形成了身体的后线。相反，当身体向后弯曲时，被拉长的前部肌肉将形成连续的前线。

很明显，在身体的关节和肌肉之间还有更多联系，包括身体的侧线和螺旋线（详见 Tom Myers 的《解剖列车》一书）。但是，如果我们理解两条主线（后线和前线）之间的联系，就能识别引起身体前后失衡的原因（笔者还在写一本关于侧线和螺旋线对称失衡的书）。

图 1.6 展示了身体后线和前线的 4 个重要关节节段。

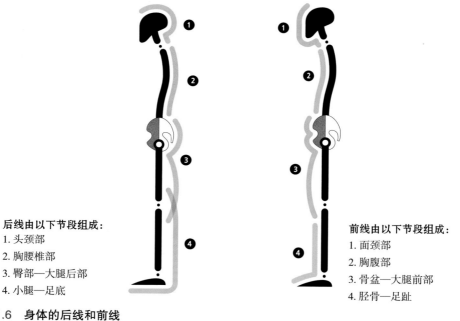

后线由以下节段组成：
1. 头颈部
2. 胸腰椎部
3. 臀部—大腿后部
4. 小腿—足底

前线由以下节段组成：
1. 面颈部
2. 胸腹部
3. 骨盆—大腿前部
4. 胫骨—足趾

图 1.6　身体的后线和前线

为什么我们要把身体的前线和后线分成简单的 4 个节段而不按关节和肌肉区分呢？因为这 4 个节段已经被身体的主要关节分开，每个节段代表了一个实用的功能单位。

人体由 206 块骨和超过 400 块的骨骼肌，以及超过 230 个的可动关节和微动关节组成。当我们观察正在练习的瑜伽体式时，会意识到，使用 X 线或肌肉测试这样的传统工具来检查姿势失衡是不现实的。因此，我们在瑜伽练习中寻找简单的评估工具。

对医生和治疗师来说，那些传统的方法是必不可少的。物理治疗师对每个关节和肌肉分别进行触诊时，患者能够被动地完全放松。但在瑜伽练习中，没有肌肉或关节是单独活动的，实际上，是几块肌肉和关节像一个功能单位一样一起工作。因此，划分由主要关节（如髋关节和脊柱）组成的节段是可行的。我们能够在胸椎或腰椎不动的情况下活动颈椎，但当活动胸椎或腰椎时，我们必须活动到其他一些关节。因此，我们可以将整个脊柱分成两个节段，其中颈部是一个单独的功能单位，而胸腰椎部一起形成另一个功能单位。

第 1 节段至少有 8 个可动关节，但当我们活动时，所有颈椎关节作为一个功能单位来完成屈伸运动。

第 2 节段至少有 17 个关节，但当我们活动时，所有胸椎和腰椎也作为一个功能单位来完成躯干的屈伸运动。

第 3 节段包括髋关节和骶髂关节；后者是微动的，可增加骨盆的稳定性，不应活动。

第 4 节段至少有 16 个可动关节，但踝关节是保证足部背屈和跖屈最重要的一个关节。

膝关节位于第 3 节段和第 4 节段之间。

如果前屈体式比后弯体式更容易完成，后线是相对有效拉长的，如图 1.7 所示；而前线没有获得足够的拉长，这就代表失衡，如图 1.8 所示。

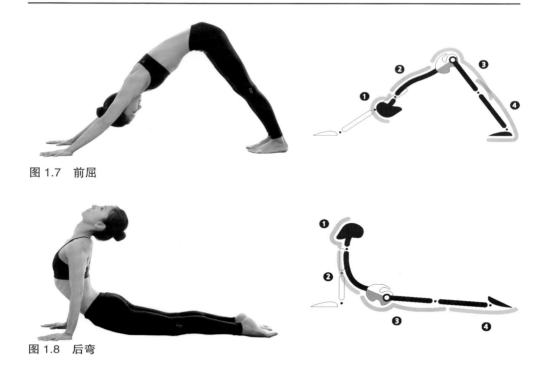

图 1.7　前屈

图 1.8　后弯

　　总之，如果前屈体式比后弯体式更容易完成，我们可以放心地假设身体的后线比前线长。这可能提示了线的失衡。

　　换句话说，失衡可以通过身体前部或后部的整体结构表现出来。在此类情况下，矫正线失衡的一个安全、通用的解决方案是去练习更多前屈或后弯体式，看哪个更有挑战性。

　　综上所述，节段是前线和后线的一部分。节段失衡甚至比线失衡更常见。在节段失衡中，一个特定节段肌肉的伸展能力与同一条线上其他节段肌肉的伸展能力有明显差别。学会观察节段失衡后，我们就能识别某些关节和肌肉的失衡，那是引起姿势失衡的主要原因之一。

单节段体式与多节段体式

　　总的来说，如果对比各种瑜伽体式，你会发现，单节段体式只拉长线的一个节段，而多节段体式拉长多个节段，前者相对更容易。

让我们做一个单节段体式——牛式（Bitilasana）或猫式（Marjaryasana），如图 1.9 和 1.10 所示。这两个体式要求弯曲膝盖，只拉长后线的第 2 节段（胸腰椎部）。它们做起来很舒服，对初学者也是。

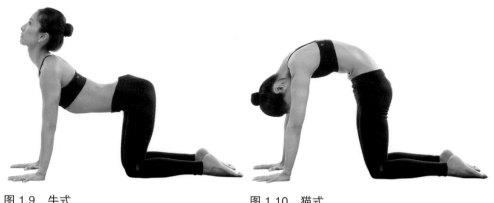

图 1.9　牛式　　　　　　　　　　图 1.10　猫式

多节段体式，比如下犬式（Adho Mukha Svanasana），要求膝盖伸直，这会导致几个节段的紧张：第 2 节段（胸腰椎部）、第 3 节段（臀部—大腿后部）和第 4 节段（小腿—足底）

经常可以看到练习者后线第 2 节段（图 1.11 左）和第 3 节段（图 1.11 右）缩短。这些节段这种固定的、失衡的情况对腰椎和骨盆的自由活动是个挑战。

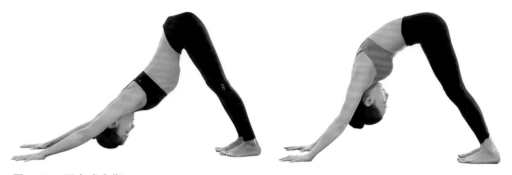

图 1.11　下犬式失衡

看看其他单节段体式，比如英雄式（Virasana）（图 1.12）和束角式 B
（Baddha Konasana B）（图 1.13），我们看到完全弯曲膝盖的结果是，很容易拉长
单个节段——伸展和屈曲后线第 2 节段（胸腰椎部）。

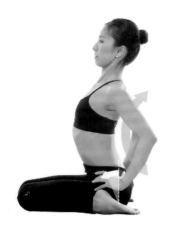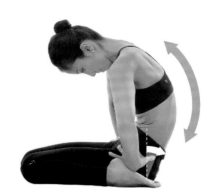

图 1.12　英雄式

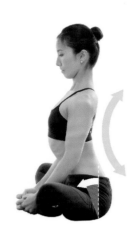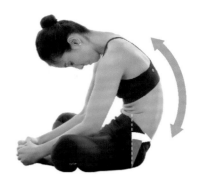

图 1.13　束角式 B

　　为了这次研究，我们也可以通过伸直膝关节使坐位下的单节段体式变成多节段体式。当身体的张力增加时，脊柱会根据姿势类型（A 型或 P 型）弯曲成 C 形或 D 形（图 1.14 和 1.15）。

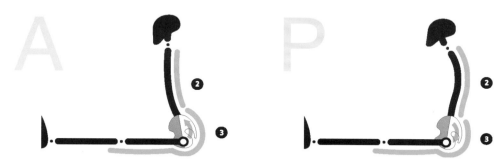

图 1.14　A 型：第 2 节段缩短和第 3 节段拉长（左）；P 型：第 2 节段拉长和第 3 节段缩短（右）

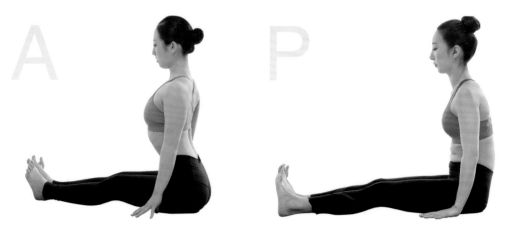

图 1.15　A 型和 P 型的手杖式

　　在图 1.16 和 1.17 所示的多节段体式中，你可以通过比较第 2、3 节段的相对长度来识别失衡的关节。

　　大部分前屈和后弯瑜伽体式都是多节段体式，在这些体式中拉长的身体节段超过 1 个。

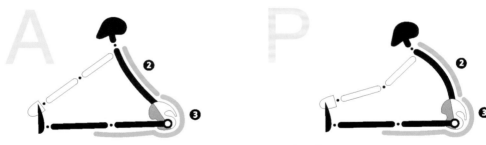

图 1.16　Ａ型和Ｐ型的双腿背部伸展式示意：第２和第３节段拉长

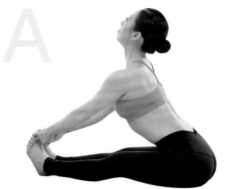
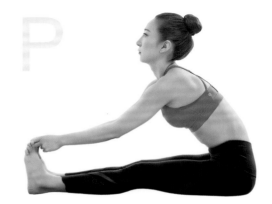

图 1.17　Ａ型和Ｐ型的双腿背部伸展式

多节段前屈体式的观察

双腿背部伸展式（Paschimottanasana）

图 1.18 示范了失衡的双腿背部伸展式，它主要拉长后线第 3 节段；而图 1.19 示范了主要拉长后线第 2 节段的失衡的双腿背部伸展式；图 1.20 从另一方面示范了后线第 2、3 节段都拉长的体式，这就是一个平衡的前屈。

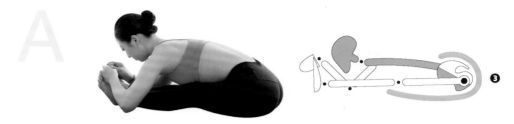

图 1.18　A 型（骨盆前倾）

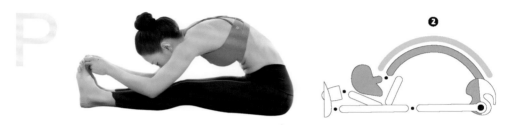

图 1.19　P 型（骨盆后倾）

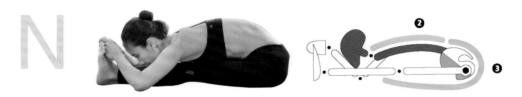

图 1.20　N 型（骨盆中立）

圣哲玛里琪 A（Marichyasana A）

图 1.21 示范了主要拉长后线第 3 节段的失衡的圣哲玛里琪 A；而图 1.22 示范了主要拉长后线第 2 节段的失衡的圣哲玛里琪 A；图 1.23 示范了平衡的圣哲玛里琪 A，后线第 2、3 节段同时拉长。

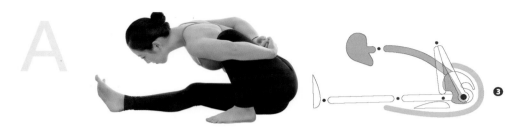

图 1.21　A 型（骨盆前倾）

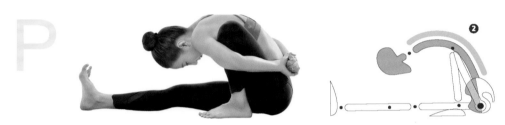

图 1.22　P 型（骨盆后倾）

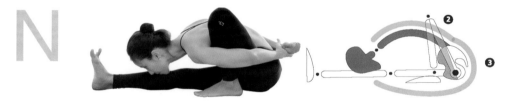

图 1.23　N 型（骨盆中立）

龟式（Kurmasana）

图 1.24 示范了失衡的龟式，它只拉长了第 3 节段。第 2 节段的腰部看起来几乎是直的，似乎完全没有拉长。此外，由于第 3 节段被极度拉长，坐骨的根基被削弱，练习者无法将双足抬离地面。

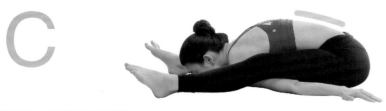

图 1.24　C 型（复合型）

图 1.25 中第 2 节段腰部周围的曲线显示了后线第 2、3 节段都是拉长。在这里，N 型是一个平衡的龟式，坐骨可以紧贴地面，从而可以将双足抬离地面。

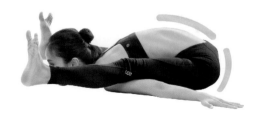

图 1.25　N 型（中立位）

从上面的例子可以看出，在多节段前屈体式中，如果只有 1 个节段拉长，那么，这个特殊节段过度拉长，而其他节段变僵硬的风险很高。这种情况最终会导致疼痛，持续受伤的风险也会增加。

为了进入下一级别的多节段体式，比如龟式和睡龟式，借助一些简单的前屈练习同时拉长第 2、3 节段，是绝对必要的。

睡龟式（Supta Kurmasana）

当第 2、3 节段同时拉长时，就建立了坐骨的根基，睡龟式就可以保持平衡（图 1.26）。

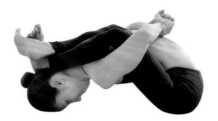

图 1.26　N 型（中立位）

双腿绕头式 (Dvi Pada Sirsasana)

当脊柱充分弯曲时，第 2 节段明显拉长。第 2、3 节段是平衡和拉长的。交叉的双腿和脊柱相互对抗，坐骨牢牢地固定在地上，确保双腿绕头式的高度平衡（图 1.27）。

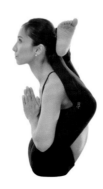

图 1.27　N 型（中立位）

多节段后弯体式的观察

上犬式（Urdhva Mukha Svanasana）

图 1.28 示范了失衡的上犬式，它主要拉长前线第 2 节段（胸腹部），而第 3 节段（骨盆—大腿前部）延展不足。从上抬的尾骨和髋关节与地面之间的大空隙，我们可以假设骨盆后倾的角度不足，从而导致前线第 3 节段没有充分拉长。

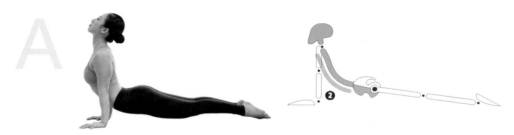

图 1.28　A 型（前倾位）

图 1.29 示范了失衡的上犬式，它主要拉长前线第 3 节段（骨盆—大腿前

侧）而非第 2 节段。与图 1.28 相反，在这里，卷进去的尾骨和髋关节与地面之间的小间隙告诉我们，骨盆后倾实现了。然而，腰椎曲度不足导致前线第 2 节段的拉长有限。

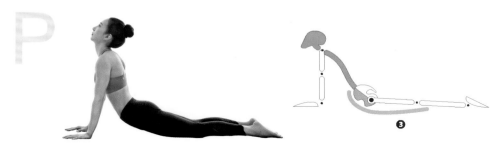

图 1.29　P 型（后倾位）

图 1.30 示范了一个平衡的后弯，它同时拉长前线第 2、3 节段。

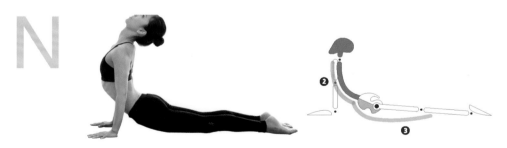

图 1.30　N 型（中立位）

骆驼式（Ustrasana）

图 1.31 示范了失衡的骆驼式，在这里，前线第 2 节段拉长得很好，而第 3 节段则没有拉长。另外，尾骨还是上抬的，限制了骨盆充分的前向运动，要不是这样，双足的根基会更牢固。

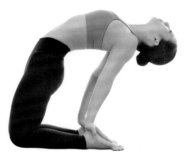
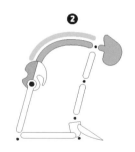

图 1.31　A 型（主要拉长前线第 2 节段）

　　图 1.32 示范了失衡的骆驼式，在这里，主要拉长前线第 3 节段（骨盆—大腿前部），而第 2 节段并没有拉长。与图 1.31 相反，这里的尾骨充分卷进去，并且前线第 3 节段（骨盆—大腿前部）得到有效的拉长。然而，前线第 2 节段（胸腹部）并没有充分地拉长。

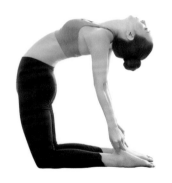
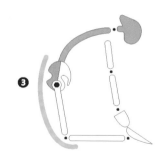

图 1.32　P 型（主要拉长前线第 3 节段）

　　图 1.33 示范了平衡的后弯，身体前部的第 2、3 节段一起被拉长。

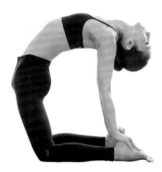
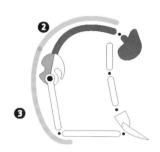

图 1.33　N 型（前线第 2、3 节段都拉长）

上轮式（Urdhva Dhanurasana）

图 1.34 示范失衡的多节段上轮式，在这里，前线第 2 节段的拉长相对较好，而第 3 节段拉长不满意。

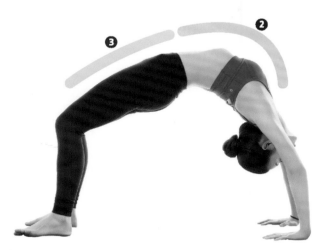

图 1.34　失衡的上轮式

图 1.35 示范了腰椎和髋关节的协同伸展。这使得前线第 2、3 节段均匀地拉长，从而进入深度和平衡的后弯，没有疼痛和损伤的风险。

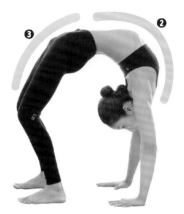
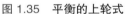
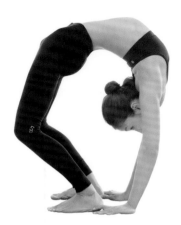

图 1.35　平衡的上轮式

后仰预备式

图 1.36 示范了腰椎的伸展。图 1.37 示范了失衡的后弯体式中髋关节的过度伸展。

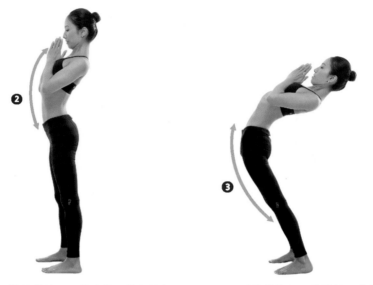

图 1.36　腰椎关节伸展，前线第 2 节段拉长　　图 1.37　髋关节伸展，前线第 3 节段拉长

图 1.38 示范了平衡的后弯预备式，腰椎和髋关节同时伸展。

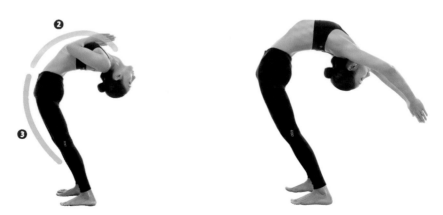

图 1.38　平衡的后弯预备式，前线第 2、3 节段同时拉长

蝎子式（Vrschikasana）和舞王式（Natarajasana）

图 1.39 和 1.40 示范了腰椎和髋关节在平衡后弯体式中同时伸展——蝎子式和舞王式。

第 2、3 节段同时拉长，代表稳定、平衡的多节段后弯体式。

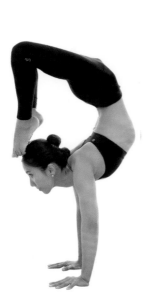

图 1.39　蝎子式

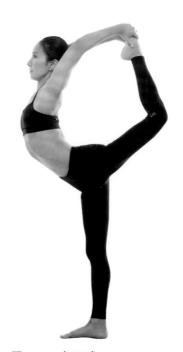

图 1.40　舞王式

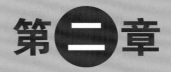

第二章

观察和理解

· · · · · · · ·

迄今为止，我们已经探索了前屈和后弯体式，以及识别身体前线和后线失衡的方法。我们还研究了身体节段的失衡。通过观察体式和比较身体各节段的具体失衡，我们可以很容易地识别脊柱和骨盆部位的失衡。我希望你会发现这项技术是直观且有用的。

瑜伽体式练习者的观察方法类似于观察森林。将直观地观察人体"森林"的技术和从骨骼、关节及肌肉的解剖学角度观察一株"树"的方法相结合，就可以对失衡进行更系统的分析。

当我们研究结构失衡时，理解肌肉骨骼系统及其功能对准确解读关节运动的失衡至关重要。

本章涉及一些解剖学知识的细节，笔者尽量写得简洁明了。多了解一点肌肉失衡的知识，同时理解脊柱和骨盆失衡的原因和表现，将帮你进行更深入和精确的分析。

观察脊柱的关键点：弯曲、一级弯曲和二级弯曲

解剖学书籍和授课教师经常告诉我们，脊柱的 S 形曲线很重要。腰椎前凸（俗称塌腰）和胸椎后凸（俗称驼背）等异常是脊柱的过度弯曲。

　　成人直立时脊柱的正常形状是一个自然弯曲的 S 形，它由 26 个椎间关节组成。正常颈椎由 7 块椎骨组成，在脊柱顶部形成一个凹的 C 形曲线。在上背部，12 个胸椎关节形成一个凸的 D 形曲线。接着是 5 个腰椎关节形成一个凹的 C 形曲线。腰椎下方是骶骨和尾骨，形成脊柱底部凸的 D 形曲线（图 2.1）。

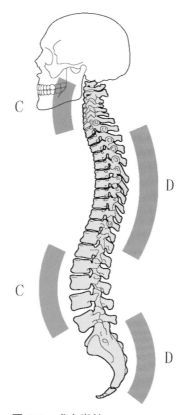

图 2.1　成人脊柱

　　颈椎和腰椎部位的 C 形曲线被称为**脊柱前凸**或**二级弯曲**，而胸椎和骶骨部位的 D 形曲线被称为**脊柱后凸**或**一级弯曲**。

　　D 形曲线被称为一级弯曲，而 C 形曲线被称为二级弯曲的原因与胚胎发育的解剖有关。在母体子宫内，胚胎时期的脊柱首先形成像字母 D 一样的弯曲。颈椎和腰椎部位的二级弯曲则在出生后出现（图 2.2）。

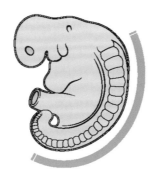

图2.2　胎儿脊柱

　　描述这些一级弯曲的瑜伽体式是胎儿式（Pindasana）（胚胎或胎儿姿势）。牛式（Bitilasana）重点是二级弯曲（图2.3 和 2.4）。

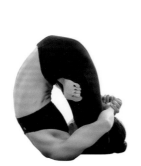
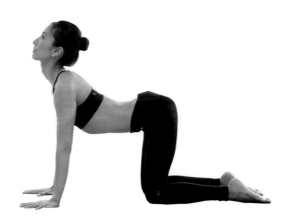

图2.3　胎儿式，重点是一级弯曲　　　　图2.4　牛式，重点是二级弯曲

　　根据体式的不同，人体自然弯曲的曲线可能会改变，D 形曲线（一级弯曲）会变成 C 形曲线（二级弯曲），反之亦然。另外，练习者的姿势类型也可能导致曲线的变化。

　　图 2.5 示范腰椎明显伸展（A 型），而图 2.6 示范腰椎屈曲（P 型）。

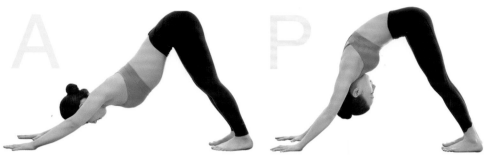

图 2.5　A 型：下犬式　　　　　　　　　　　　图 2.6　P 型：下犬式

可以看到，在下犬式中 A 型后线第 2 节段缩短（图 2.7），而 P 型后线第 2 节段拉长（图 2.8）。同样，A 型和 P 型在手杖式中的表现与下犬式一样，分别是后线第 2 节段的缩短和拉长（图 2.9 和 2.10）。（本段内容为译者根据前文观点所加）

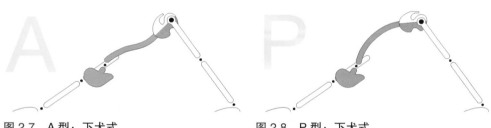

图 2.7　A 型：下犬式　　　　　　　　　　　　图 2.8　P 型：下犬式

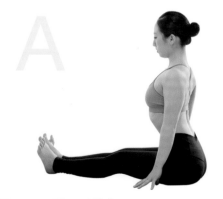

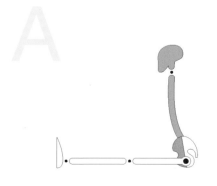

图 2.9　A 型：手杖式

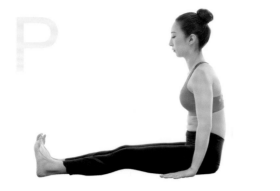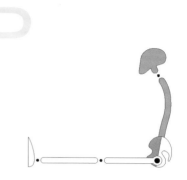

图 2.10 P 型：手杖式

　　直立情况下，从侧面观察，脊柱前凸表现为腰椎 C 形弯曲过大（塌腰），而脊柱后凸表现为胸椎 D 形弯曲过大（驼背），这两个弯曲分别落在中垂线（一条穿过人体重心且与地面垂直的线）的前方（前凸）和后方（后凸）（图2.11）。（本段内容为译者根据前文观点所加）

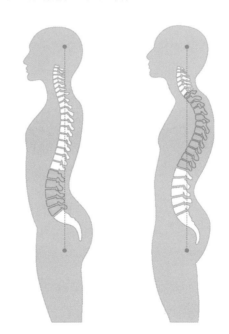

图 2.11 脊柱前凸和后凸

认识脊柱弯曲和骨盆倾斜的关系

大多数脊柱弯曲失衡的病例和骨盆倾斜失衡有关。把脊柱想象成柱子，骨盆是底座，如果骨盆开始倾斜，脊柱的位置也会改变。

图 2.12 的 A 型演示了脊柱前凸（腰椎过度向前弯曲）。脊柱前凸者发展成严重骨盆前倾的情况很常见。

相反，图 2.12 的 P 型演示了脊柱后凸（胸椎过度向后弯曲）。脊柱后凸者经常会有明显的骨盆后倾。

可以通过观察瑜伽裤的水平对齐来确定骨盆倾斜的方向，如图 2.13。

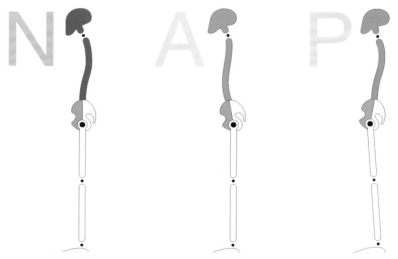

图 2.12　脊柱弯曲：N 型、A 型和 P 型（分别为中立位、脊柱前凸和脊柱后凸）

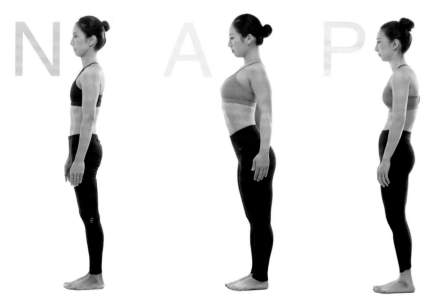

图 2.13　骨盆倾斜：N 型、A 型和 P 型（分别为中立位、脊柱前凸和脊柱后凸）

　　在解剖学上，骨盆中立位指髂骨前上方的一个骨性小突起，即髂前上棘（anterior superior iliac spine，ASIS）与耻骨嵴垂直对齐（图 2.14 左）。

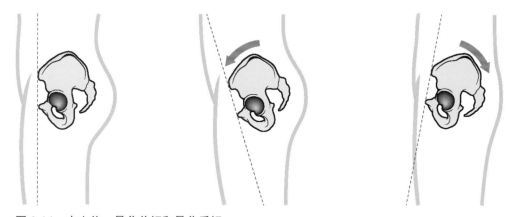

图 2.14　中立位、骨盆前倾和骨盆后倾

问题 1: 髋关节屈（伸）和骨盆倾斜有何不同，骨盆倾斜的失衡状态是什么？

髋关节屈和骨盆前倾

将身体分为左右两部分的平面称为矢状面。**髋关节屈**，是股骨相对骨盆在矢状面上的运动；**骨盆前倾**，是骨盆相对股骨在矢状面上的运动（图 2.15 和 2.16）。

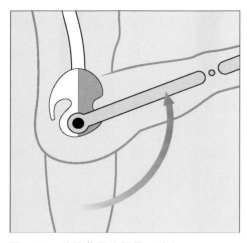

图 2.15　髋关节屈（股骨运动）

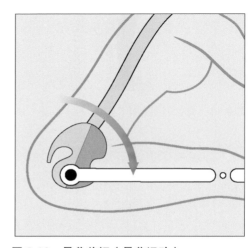

图 2.16　骨盆前倾（骨盆运动）

髋关节屈和骨盆前倾都发生在髋关节，髋关节角度减小是由髋关节屈肌（如腰大肌）收缩引起的。然而，这两种运动是有区别的。**髋关节屈**指的是股骨的前向运动，是腰大肌从止点向腰椎和骨盆上的起点方向的运动。**骨盆前倾**指腰椎和骨盆的运动，是腰大肌从起点向股骨上的止点方向的运动。

在通常情况下，与骨盆前倾相比，初学者更容易做的是髋关节屈，原因很多，比如身体习惯、本能以及他们从儿童时期就开始参加的各种活动。通过对同样肌群进行新方向的训练，可以改善骨盆前倾。因此，在瑜伽中，对于那些腰大肌发达的人，我们经常说的是唤醒腰大肌而不是加强它们。

髋关节伸和骨盆后倾

髋关节伸是发生在矢状面上的股骨运动，而骨盆后倾是骨盆运动（图 2.17 和 2.18）。

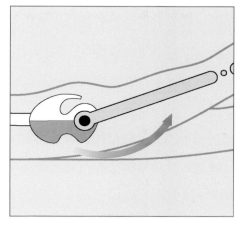

图 2.17　髋关节伸（股骨运动）　　　　图 2.18　骨盆后倾（骨盆运动）

髋关节伸和**骨盆后倾**是指使用同样肌群但运动方向不同的髋关节运动。换句话说，是主要的髋关节伸肌（即臀大肌）在髋关节伸和骨盆后倾时起作用。

可以说，股骨（臀大肌的止点）向骨盆（臀大肌的起点）方向的运动是**髋关节伸**。骨盆（臀大肌的起点）向股骨上的止点或髂胫束方向的运动是**骨盆后倾**。

总之，骨盆前倾可认为是髋关节屈，因为两者的运动本质相同，即使它的主体（骨盆）与原来髋关节屈的主体（股骨）不同。因此，在髋关节屈的运动中，常见的是髋关节屈和骨盆前倾两种运动。

由于两者的运动本质相同，可将骨盆后倾理解为是髋关节伸，即使它的主体（骨盆）与原来髋关节伸的主体（股骨）不同。基本上，在髋关节伸的运动中也会有骨盆后倾。

骨盆倾斜和骨盆倾斜失衡

如前所述，在瑜伽体式中，骨盆前倾和骨盆后倾是常见的关节运动。在我们日常活动和很多运动中，骨盆常处于固定位置，股骨移动引起髋关节的屈或伸。相反，在瑜伽体式中很常见的是，股骨处于固定位置而骨盆向前或向后倾斜。以上动作使用的肌肉相同但运动方向不同。这就是瑜伽运动能矫正骨盆前倾和后倾失衡的主要原理。比如，对于骨盆向前失衡的人，建议进行骨盆后倾练习而不是从髋关节和股骨运动入手。如果有骨盆失衡，可利用简单的瑜伽体式直接矫正骨盆。

对于骨盆中立的人，坐位或站位时骨盆前倾或后倾是正常的。然而，对那些骨盆不是中立者，骨盆倾斜则表示失衡。因此，前后倾斜失衡在髋关节屈伸时就已存在，并可能引起整个脊柱失衡，最终导致姿势失衡。

骨盆前倾失衡 = 髋关节屈的失衡状态

骨盆后倾失衡 = 髋关节伸的失衡状态

腰椎曲度和骨盆倾斜失衡通常由核心肌群失衡引起。

控制腰椎 – 骨盆（Lumbopelvic）平衡的 4 块核心肌肉

长期不良姿势习惯造成核心肌群失衡，这既是造成脊柱和骨盆倾斜的原因，也是结果。

让我们仔细看看，A 型的腰大肌和竖脊肌缩短且僵硬，而 P 型的腹直肌和臀大肌缩短。

A 型的腰大肌（髋关节屈的深层核心肌）和竖脊肌（伸展腰部）处于僵硬且缩短的状态（闭锁缩短），结果出现骨盆前倾（髋关节屈）和腰椎过度伸展（脊柱前凸）的姿势排列失衡（图 2.19）。

P 型的腹直肌（屈曲腰部）和臀大肌（伸展髋关节）处于缩短的状态（闭锁缩短），结果出现骨盆后倾（髋关节伸）和腰部屈曲的姿势排列失衡（图 2.20）。

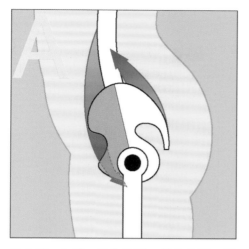

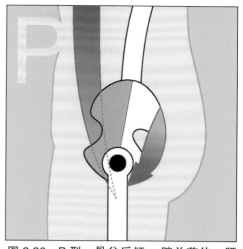

图 2.19　A 型：骨盆前倾 ＝ 髋关节屈 ＋ 腰椎伸，腰大肌和竖脊肌闭锁缩短且有力

图 2.20　P 型：骨盆后倾 ＝ 髋关节伸 ＋ 腰椎屈，腹直肌和臀大肌闭锁缩短且有力

4 块核心肌肉如图 2.21 所示。腰大肌和腹直肌位于身体前部，臀大肌和竖脊肌位于身体后部。

腰大肌

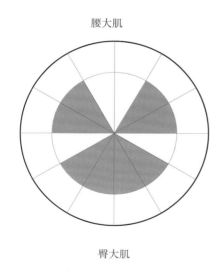

臀大肌

腹直肌

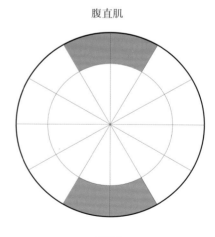

竖脊肌

图 2.21　4 块核心肌肉

图 2.21 的内圈由核心肌肉，如腰大肌和臀大肌组成，代表深层肌肉；外圈

由腹直肌和竖脊肌组成，代表浅层肌肉。

A 型，在站或坐时，骨盆已经向前倾斜，髋关节屈肌（如腰大肌和股直肌）是缩短的，腰椎伸肌（竖脊肌）也是缩短的（闭锁缩短或高张力）。此时，髋关节伸肌（臀大肌、腘绳肌）和腹直肌是拉长的（闭锁拉长）（图 2.22）。

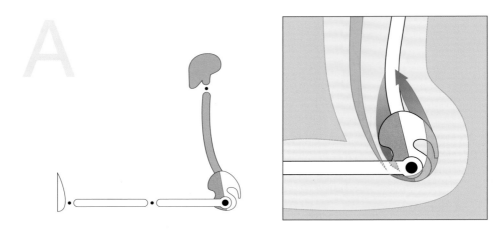

图 2.22　A 型：骨盆前倾和核心肌肉。闭锁缩短（蓝色）：腰大肌、竖脊肌；闭锁拉长（红色）：臀大肌、腹直肌

图 2.23 的红色水平线表示骨盆前倾对核心肌肉的影响。作为髋关节伸肌的臀大肌功能异常和无力，导致了前倾失衡。

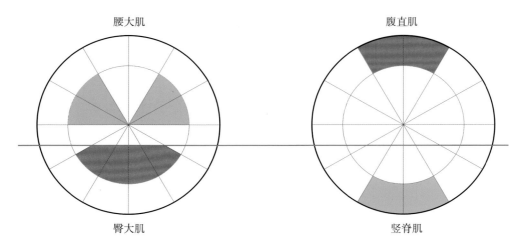

图 2.23　骨盆前倾对核心肌肉的影响

相比之下，P型的骨盆在站立时已经向后倾斜，髋关节伸肌（如臀大肌和腘绳肌）是缩短的（闭锁缩短）。不仅如此，腹直肌（腰椎屈肌）也是缩短的。此外，髋关节屈肌（如腰大肌、股直肌）和竖脊肌处于闭锁拉长状态（图 2.24）。

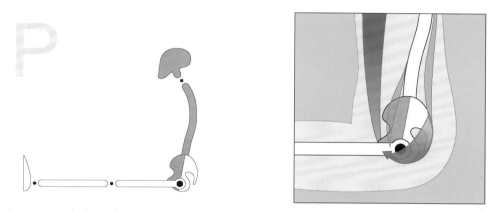

图 2.24　P 型：骨盆后倾和核心肌群。闭锁缩短（蓝色）：腹直肌、臀大肌；闭锁拉长（红色）：腰大肌、竖脊肌

图 2.25 的红色水平线表示骨盆后倾对核心肌群的影响。腰大肌功能异常和无力，导致骨盆后倾失衡。

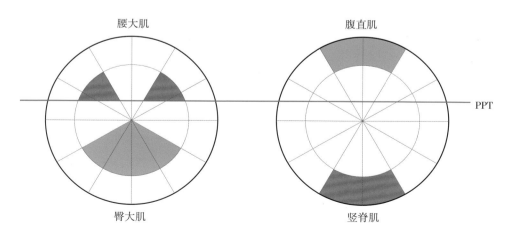

图 2.25　骨盆后倾对核心肌群的影响

腰椎 – 骨盆节律（Lumbopelvic Rhythm）

当身体向前弯曲时，腰椎和骨盆之间的运动存在一种节律。当髋关节和腰椎同步运动时，可以实现平衡的前屈，但失衡的前屈会导致某个关节的过度使用（图 2.26）。

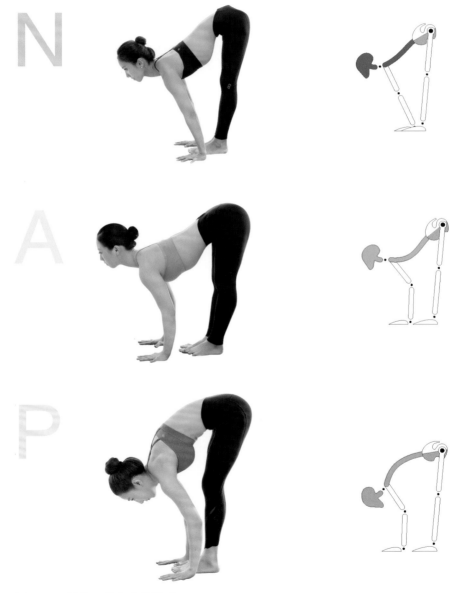

图 2.26　腰椎 – 骨盆节律模式

如果运动时只用腰椎或髋关节，这种失衡状态可能会恶化而不是改善。

髋关节和腰椎在前屈和后弯时共同工作。然而，如果因某块肌肉缩短和僵硬（闭锁缩短）而只使用了髋关节或腰椎，没用到的关节就会变弱。

A 型的腰椎曲线过度向前，骨盆前倾失衡严重。这时其腰大肌和竖脊肌缩短，主要使用髋关节。

作为短而有力的髋关节屈肌，腰大肌在站立前屈伸展式（Ardha Uttana-sana）的预备动作（图 2.27）或双腿背部伸展式（图 2.28）中习惯性地先被使用。

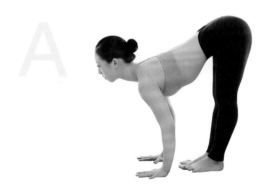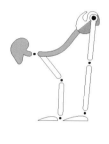

图 2.27　A 型：站立前屈伸展式预备动作

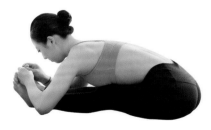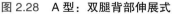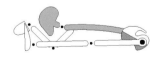

图 2.28　A 型：双腿背部伸展式

双腿背部伸展式练习的最初目的不仅是屈曲髋关节，还有屈曲腰部，因为它拉长了从足底到前额的整条后线（图 2.29）。如果习惯性地只屈曲髋关节，就像 A 型，失衡模式可能会恶化。

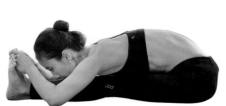
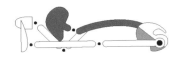

图 2.29　N 型：双腿背部伸展式

A 型做下犬式时，因为通常只会发生腰椎伸展和髋关节屈曲，所以不可能通过屈曲来拉长腰部（图 2.30）。

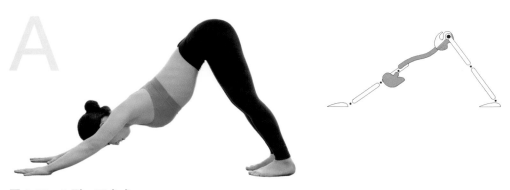

图 2.30　A 型：下犬式

对 A 型来说，后弯的主要动力来自腰椎伸展，因为腰椎伸肌短而有力。由于短而有力的髋关节屈肌（腰大肌）的阻力，以及髋关节伸肌（臀大肌和腘绳肌）相对无力，髋部伸展也很困难。

例如，当 A 型尝试做上犬式或骆驼式时，腰部自然地承受了大部分负荷。

由于肌肉失衡和练习习惯，当尾骨向上时，耻骨会自动向下，导致骨盆前倾失衡。最终，因髋关节以屈曲为主而使伸展不足（图 2.31 和 2.32）。

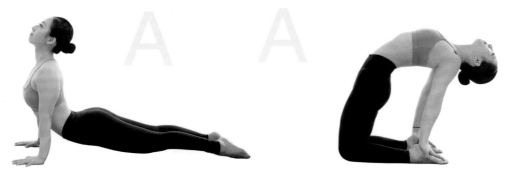

图 2.31　A 型：上犬式　　　　　　　图 2.32　A 型：骆驼式

腰椎和髋关节需要协同工作来实现平衡的后弯。但 A 型只有腰椎伸展是积极的，髋关节是没有伸展的。如果出于习惯，后弯只使用腰部，竖脊肌将变硬变短。结果是，骨盆前倾会加重并导致背部疼痛（图 2.33）。

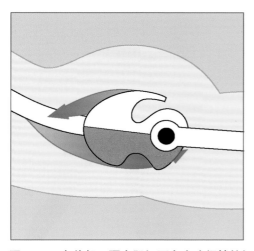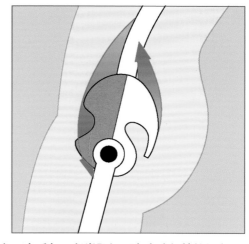

图 2.33　在前部，腰大肌短而有力（闭锁缩短）；在后部，竖脊肌短而有力（闭锁缩短）

　　另一方面，在前屈体式中，P型可能出现只有腰椎屈曲的失衡模式。

　　由于髋关节屈肌（腰大肌）不活跃而髋关节伸肌（臀大肌和腘绳肌）相对有力，P型很难充分屈曲髋关节。这阻止了髋关节在站立前屈伸展式（图2.34）和双腿背部伸展式（图2.35）中屈曲。由于腹直肌相对短而有力，腰椎关节屈曲，脊柱成圆形。做下犬式时（图2.36），通常先启动腰椎屈曲，这使髋关节屈曲变得困难了。

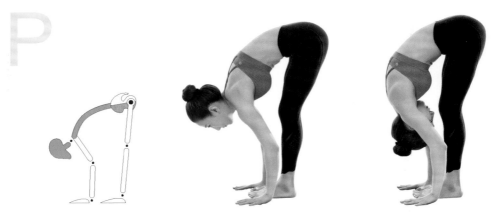

图 2.34　P 型：站立前屈伸展式

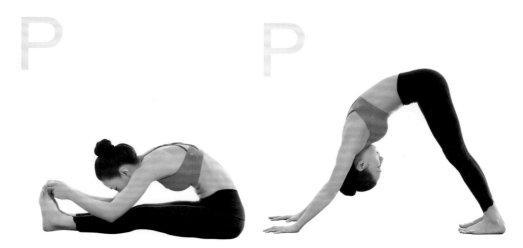

图 2.35　P 型：双腿背部伸展式　　　　图 2.36　P 型：下犬式

同样地，在进行后弯时，P 型很难建立腰椎后弯，这是因为腰椎伸肌相对长而无力，而腹直肌短而有力。同样，由于臀大肌比腰大肌工作时更有力，髋关节活动以伸展为主（图 2.37）。

因此，P 型在上犬式（图 2.38）和骆驼式（图 2.39）中，会习惯性地出现以髋关节伸展为主的后弯，尾骨下降，耻骨上提。此时，过度的髋关节伸展和腹直肌的有力收缩常会妨碍腰椎的伸展。

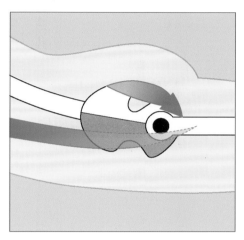 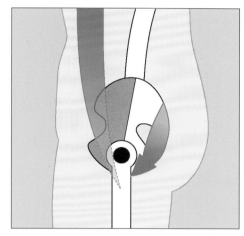

图 2.37 在前部，腹直肌短而有力（闭锁缩短）；在后部，臀大肌短而有力（闭锁缩短）

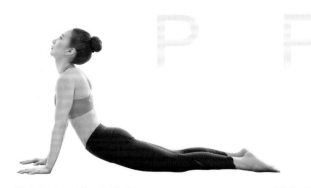 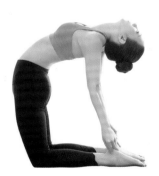

图 2.38 P 型：上犬式　　　　　　　　图 2.39 P 型：骆驼式

在后弯过程中，腰部和髋关节需要协同工作。P 型主要是髋关节活动而腰部活动较少。如果反复做这种失衡的后弯，髋关节过度使用，会加剧已经失衡的骨盆后倾（posterior pelvic tilt，PPT）。

节段失衡 = 脊柱、骨盆和肌肉失衡

图 2.40 和 2.41 的左图展示了身体节段的情况，右图描述了左图中相应的肌肉骨骼失衡的诊断分析。

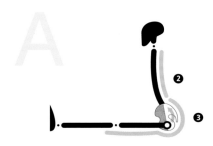
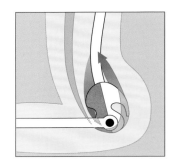

缩短的第2节段
骨盆前倾（髋关节屈）+ 腰椎伸
缩短的腰大肌和竖脊肌（蓝色）
拉长的第3节段
拉长的臀大肌和腹直肌（红色）

图 2.40　A 型

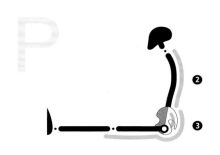
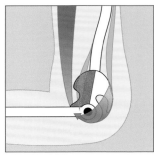

拉长的第2节段
骨盆后倾（髋关节伸）+ 腰椎屈
缩短的腹直肌和臀大肌（蓝色）
缩短的第3节段
拉长的腰大肌和竖脊肌（红色）

图 2.41　P 型

　　综上可以看出，在前屈过程中，如果很难拉长后线第 3 节段，只有第 2 节段拉长，屈曲主要发生在腰椎而非髋关节，第 3 节段上的腘绳肌和臀大肌缩短，而第 2 节段的竖脊肌无力。比较左右两图就能明确关节运动的失衡。

　　一旦理解了节段失衡、关节失衡和核心肌肉失衡之间的联系，就可以识别各种姿势类型的失衡了。

一个找到自己人生"道路"的人，才能真正与别人的"道路"产生共鸣。一个找出自己失衡的人，才能真正理解和重视他人的失衡。

第二部分

姿势类型

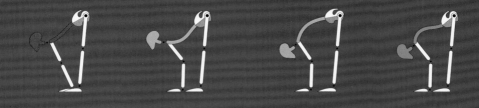

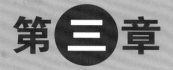

第三章

四种姿势类型

●　●　●　●　●　●　●

　　P，一位年龄四十出头的女士，上个月和她的朋友 A 开始一起上瑜伽课。她确信练习瑜伽会是美好而简单的，因为她从小就很活跃，一直规律地进行锻炼，喜欢爬山。然而，P 的自信在第一节课就被击垮了。1 小时中，大量重复的前屈体式（甚至名字都很难理解）让她很难受。对 P 来说触摸足趾很困难，但她的朋友 A 练习不到两周就可以轻松地抓住足踝。P 尽力了，但她越努力，随着腘绳肌的进一步伸展，她的大腿后侧就越痛。A 非常喜欢瑜伽，建议 P 和她再注册 3 个月。然而，P 不确定瑜伽体式练习对她来说是否适合。

　　在咨询了瑜伽中心主管后，P 决定和 A 一起再注册 3 个月。使 P 决定继续练习瑜伽的关键因素是她意识到自己属于某种"体型"，也就是"姿势类型"。经过咨询，她明白了自己前屈困难是由于骨盆后倾和平坦的腰椎曲线。虽然做过各种运动，但她从未矫正自己微微驼背的体型。在听到恢复核心肌肉平衡（对腰椎和骨盆的健康功能至关重要）是瑜伽体式的重要目标之一时，她确信这就是她所需要的。

　　A 的姿势类型与 P 正好相反。A 的骨盆前倾和腰椎前凸很明显，使她可以轻松地完成髋关节屈曲和前屈体式。然而，由于这种姿势类型的竖脊肌很容易收缩，会引发经常性背部疼痛。得知背部疼痛的原因后，A 通过瑜伽找到了根本的解决办法。

C，一位 35 岁的企业职员，练习瑜伽 3 年。6 个月前，她开始了瑜伽教师培训课程。刚开始练习瑜伽时，大多数体式对她来说并不困难，她觉得自己在这方面是有天赋的。然而，在培训过程中，一些高级体式，如睡龟式，让她开始感到了困难。由于练习过多，她出现了背部疼痛。2～3 周后，她的练习水平确实有提高，但当她强迫自己迎接新挑战时，背部疼痛复发了。经历了 3 次背部疼痛后，C 开始怀疑自己是否能胜任高级瑜伽体式。

如果明确她们的姿势类型，A、P 和 C 所面对的困难就可以被克服。失衡的姿势类型并非 A、P 和 C 三位所特有，而是一种普遍现象。

一旦知道问题的原因，我们就能确定解决方案和合适的矫正方法。这对于 P 这样的初学者相对容易。对 A 和 C，只要明白她们有核心肌肉失衡，训练者和受训者会有信心并能够专注于矫正练习。

区分 A 型和 P 型的脊柱弯曲和骨盆倾斜

A 型表现为腰椎过度前凸（塌腰）和骨盆前倾模式，而 P 型表现为胸椎过度后凸（驼背）和骨盆后倾模式（图 3.1）。

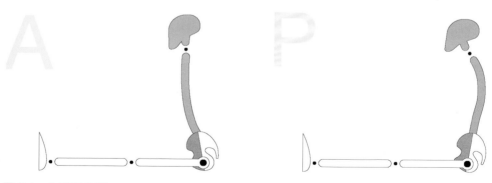

图 3.1　A 型和 P 型

节段失衡

通过关注前屈和后弯体式的第 2、3 节段，我们可以区分 A 型和 P 型。

前屈体式

A 型后线的第 2 节段缩短，而第 3 节段拉长。P 型后线的第 2 节段拉长，而第 3 节段缩短（图 3.2）。

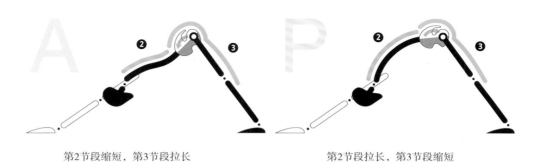

第2节段缩短，第3节段拉长   第2节段拉长，第3节段缩短

图 3.2 前屈体式：后线模式

后弯体式

A 型前线的第 2 节段拉长，而第 3 节段缩短；P 型前线的第 2 节段缩短，而第 3 节段拉长（图 3.3）。

呼吸模式

A 型以吸气模式为主，P 型以呼气模式为主（图 3.4）。

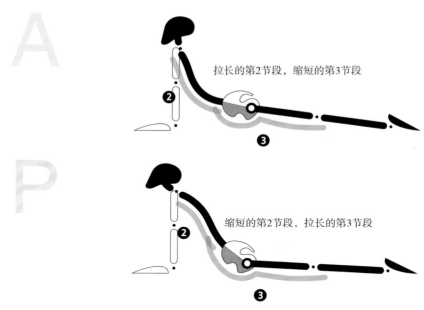

拉长的第2节段，缩短的第3节段

缩短的第2节段，拉长的第3节段

图 3.3　后弯体式：前线模式

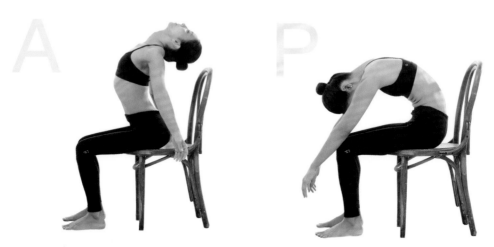

图 3.4　吸气模式和呼气模式

A 型和 P 型前屈的比较

A 型的前屈主要发生在髋关节而非腰椎。

当 A 型做前屈时，髋关节可以很好地屈曲，腰椎却不能。如图 3.5 所示，A 型做双腿背部伸展式时髋关节的屈曲良好。而束角式 B（图 3.5）集中在腰椎屈曲，A 型做这个体式有困难。

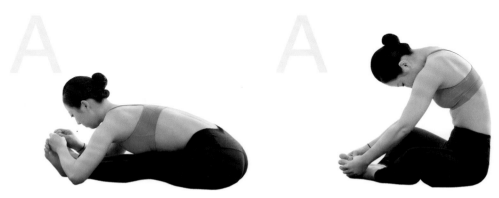

图 3.5　A 型的前屈模式。双腿背部伸展式，髋关节前屈（左）；束角式 B，腰椎前屈（右）

P 型的前屈主要发生在腰椎而非髋关节。

前屈时，P 型倾向于高效地弯曲腰椎而非髋关节，如图 3.6 所示，多节段的双腿背部伸展式对髋关节是个挑战。相比之下，P 型腰部灵活，更容易做到束角式 B。

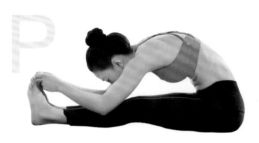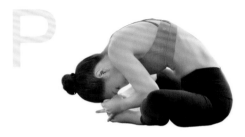

图 3.6　P 型的前屈模式 。双腿背部伸展式，髋关节前屈（左）；束角式 B，腰椎前屈（右）

由于核心肌肉失衡，练习者已习惯失衡的关节运动，并下意识地重复。

例如，A 型和 P 型失衡的关节运动模式在下犬式中经常出现。图 3.7 演示了 A 型以髋关节屈曲为主伴腰椎伸展和骨盆前倾的失衡。图 3.7 演示了 P 型以腰椎屈曲为主的失衡，并伴骨盆后倾。

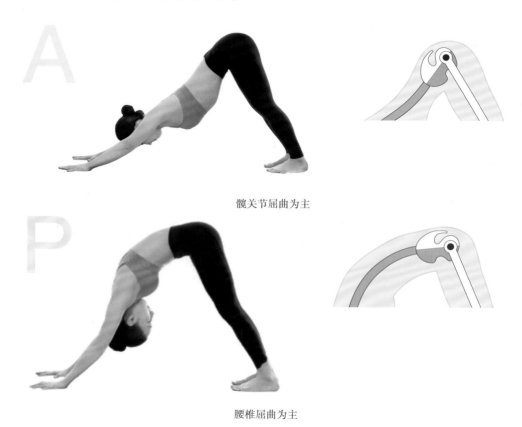

髋关节屈曲为主

腰椎屈曲为主

图 3.7　下犬式

A 型和 P 型后弯的比较

对于 A 型，在后弯时腰椎伸展更自然，而髋关节伸展则不然。对于 P 型，髋关节的伸展是自发的，而腰椎伸展却不是。

简而言之，A 型在前屈时主要使用髋关节，而后弯时主要使用腰椎。相反，P 型在前屈时主要使用腰椎，而后弯时主要使用髋关节（图 3.8 和 3.9）。

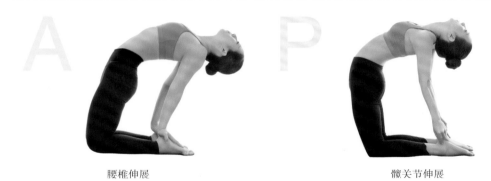

腰椎伸展   髋关节伸展

图 3.8　骆驼式

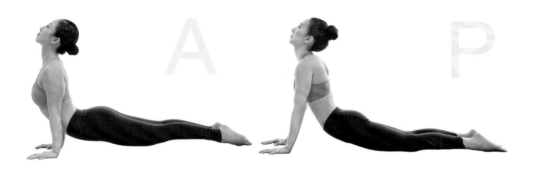

图 3.9　上犬式

区分 A 型和 C 型

虽然 A 型和 C 型练习者都有骨盆前倾失衡，但他们脊柱弯曲的形状是不同的，主要区别在第 2 节段的下部（图 3.10）。

A 型的腰椎二级弯曲（前凸）是深的，而胸椎一级弯曲不明显。

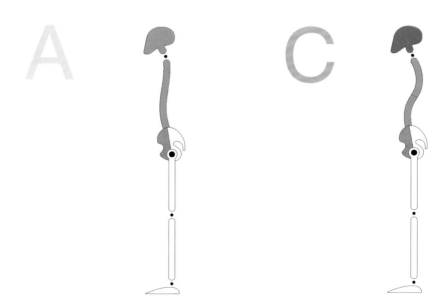

图 3.10　A 型和 C 型的脊柱弯曲

　　C 型的腰椎二级弯曲和胸椎一级弯曲的曲线都比较深。C 型的腰椎曲线和A 型相似，而胸椎曲线和 P 型相似。

　　脊柱弯曲：A 型的脊柱呈轻微的 C 形，C 型的脊柱呈 S 形。**在 A 型中，后线的整个第 2 节段是缩短的。在 C 型，第 2 节段的胸椎是拉长的，而腰椎是缩短的**。

　　让我们看看前屈和后弯时的 A 型和 C 型。

　　前屈时，A 型和 C 型的腰椎均表现为短而直。而 C 型的胸椎表现为过度的后凸（驼背）和拉长（图 3.11 和 3.12）。

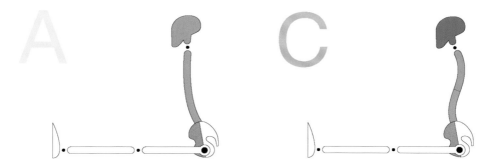

图 3.11　A 型和 C 型在直腿坐姿中第 2 节段的形状

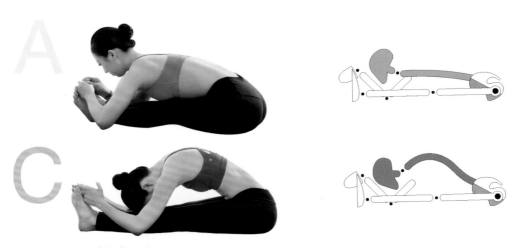

图 3.12　双腿背部伸展式

A 型和 C 型的腰椎都可以很好地伸展，但由于过度后凸，C 型的胸椎伸展比较困难。

后弯时，A 型和 C 型的髋关节伸展通常是困难的。A 型可以很好地伸展胸椎和腰椎，而 C 型伸展胸椎会比较困难。

观察图 3.13 中练习者抬高的骨盆和尾骨，我们看到骨盆后倾（髋关节伸）并没有做对。

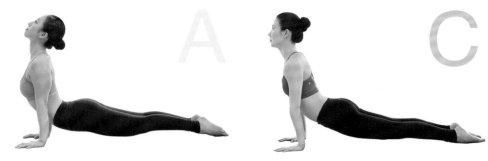

图 3.13　上犬式

　　观察图 3.14 中练习者的骨盆，不能往前推，还有翘起的尾骨，我们可以推断是骨盆后倾（髋关节伸），但体式并没有做对。

　　即使经过多年的瑜伽练习，这些失衡的姿势模式也很难完全改变，这是因为我们经常会无意识地重复每天失衡的姿势模式，甚至在瑜伽体式练习和日常生活中也是如此。

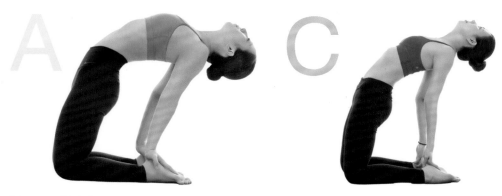

图 3.14　骆驼式

　　如果失衡的关节运动模式很明显且难以矫正，那么，重要的是确定姿势类型，这是失衡的根本原因。

四种姿势类型

脊柱弯曲和骨盆倾斜的改变导致了失衡的姿势模式。这些改变通常是由髋关节和腰椎深层核心肌肉的失衡所致。

深层核心肌肉失衡──→脊柱弯曲和骨盆倾斜的改变──→失衡姿势模式

腰椎和骨盆失衡者，身体其他部位也常有失衡的情况，比如髋关节、膝关节和足部。

身体的所有失衡模式都有联系。例如，肩胛骨和其他关节的失衡模式与姿势失衡，甚至呼吸失衡都有联系。这些结合起来形成了姿势类型。

脊柱和骨盆失衡 + 下肢失衡 + 上肢失衡 + 呼吸失衡 = 体型或姿势类型

如果这些模式在不同体式中不断重复，就可以识别由子模式组成的更多样的模式。一组姿势模式就可以称为体型或姿势类型。

姿势类型是呼吸和姿势模式的结合，其中呼吸和骨盆倾斜模式是关键。

骨盆倾斜直接影响脊柱弯曲。呼吸影响能量模式和上、下肢的旋转方向。

姿势类型包括以下 4 个要素：

（1）骨盆倾斜；

（2）脊柱弯曲；

（3）呼吸；

（4）能量模式。

通过分析以上 4 个要素并观察它们在瑜伽体式练习中重复且一致的出现顺序，我们就可以识别姿势类型。

A 型：前扩张型

吸气模式对骨盆前倾和腰椎伸展的强化作用是 A 型的特征。

A 型，由于骨盆前倾（APT），髋关节屈肌和竖脊肌短而有力；而髋关节伸肌和腹直肌长而无力。因此，A 型表现为塌腰，髋关节旋内及足部旋前（图 3.15）。

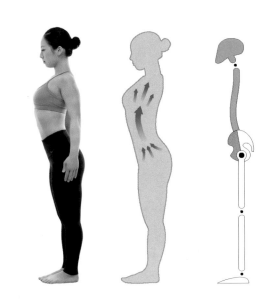

图 3.15　前扩张 A 型

　　一般来说，A 型表现为背部成弓形弯曲和扩张。腰椎的 C 形曲线清晰而明显。胸部自信地打开，肩部向后卷。尾骨上提，耻骨下降。仔细检查会发现骨盆前倾。

　　A 代表骨盆前倾，E 表示能量扩张，因此，为了方便以后参考，我们可以把这种类型称为 AE 型（或简称为 A 型）。该类型有两个显著特征，即骨盆前倾和吸气主导的能量扩张模式。

P 型：后收缩型

呼气模式对骨盆后倾和腰椎屈曲的强化作用是 P 型的特征。

　　P 型，由于骨盆后倾（PPT），髋关节伸肌和腹直肌短而有力；而髋关节屈肌和竖脊肌长而无力。因此，P 型表现为驼背，髋关节旋外及足部明显旋后（图 3.16）。

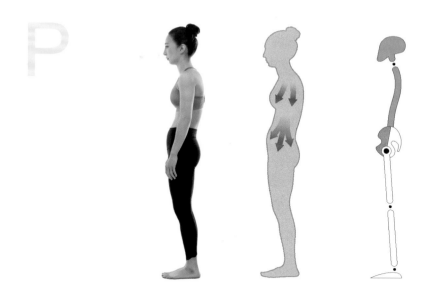

图 3.16　后收缩 P 型

通常，P 型表现为向内弯曲和收缩；腰椎是平的，而上背部呈驼背样；胸部看起来向内弯曲，并且肩膀卷进去；尾骨下降而耻骨上提。仔细检查会发现骨盆后倾。

P 代表骨盆后倾，C 代表能量收缩，因此，可以把这种类型叫作 PC 型（或简称为 P 型）。该类型有两个显著特征，即骨盆后倾和呼气主导的能量向内收缩模式。

AE 型（前扩张）和 PC 型（后收缩）会自然地在骨盆倾斜和呼吸模式中表现出来。因为 AE 型和 PC 型的特点清晰鲜明，因而相对容易识别。

接下来描述的 C 型，不太容易识别。

驼背塌腰的 C 型：复合型

骨盆前倾、腰椎过度前凸和胸椎过度后凸等特征都可在驼背塌腰的 C 型中看到（图 3.17）。

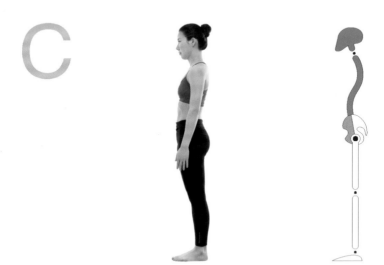

图 3.17　驼背塌腰的 C 型

C 型，髋关节屈肌和竖脊肌短而有力，骨盆前倾模式明显；但髋关节旋内并且足部通常旋前。因为腰椎和骨盆表现为 A 型，而胸部表现为 P 型，需要仔细观察和判断。

C 型（复合型）比较复杂，练习者和观察者都很难辨别这种类型。有腰椎前凸（塌腰）和骨盆前倾，和 A 型很相似，但通常更明显。此外，还有胸椎后凸（驼背）、肩胛骨前伸和肩关节旋内等 P 型的特征。

当腰椎和下肢与 A 型相似，而胸椎和上肢与 P 型相似，即是 C 型。这里需要强调的是，C 型很难正确判断。

N 型：中立型

N 型的特征是骨盆中立、腰椎和胸椎的弯曲良好，髋关节围绕中轴旋转，足部处于中立位（图 3.18）。

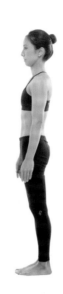
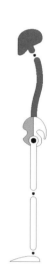

图 3.18 中立型（N 型）

三种主要模式：骨盆倾斜、脊柱弯曲和呼吸能量（图 3.19）

模式	AE 型（前扩张型）	PC 型（后收缩型）	C 型（复合型）	N 型（中立型）
骨盆倾斜	骨盆前倾（APT）	骨盆后倾（PPT）	骨盆前倾（APT）	骨盆中立（中立位）
脊柱弯曲	脊柱前凸（塌腰）	脊柱后凸（驼背）	驼背塌腰	平衡
呼吸能量	吸气和扩张	呼气和收缩	混合	平衡

图 3.19 模式和姿势类型

脊柱骨盆失衡和下肢运动模式

脊柱和骨盆的失衡模式会影响四肢关节的运动方向。

直立状态下，如果骨盆前倾时髋关节屈曲，髋关节的旋内肌就可以顺利工作。结果是，当髋关节旋内时，整条腿的旋内和足部旋前毫不费力。

当髋关节在骨盆后倾时伸展，髋关节的旋外肌就很容易被激活，使髋关节旋外和足部旋后。

综上所述，骨盆前倾（髋关节屈曲）有助于髋关节旋内，而骨盆后倾（髋关节伸展）有助于髋关节旋外（图 3.20）。

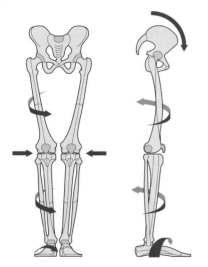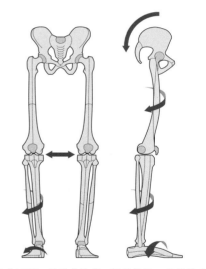

骨盆前倾、髋关节旋内、胫骨旋内、足部旋前　　　骨盆后倾、髋关节旋外、胫骨旋外、足部旋后

图 3.20　骨盆失衡对下肢的影响

如果理解骨盆前、后倾失衡和腿部旋内 / 旋外的关系，你就可以理解和猜测 A 型、P 型和 C 型四肢的旋内 / 旋外失衡模式（图 3.21）。

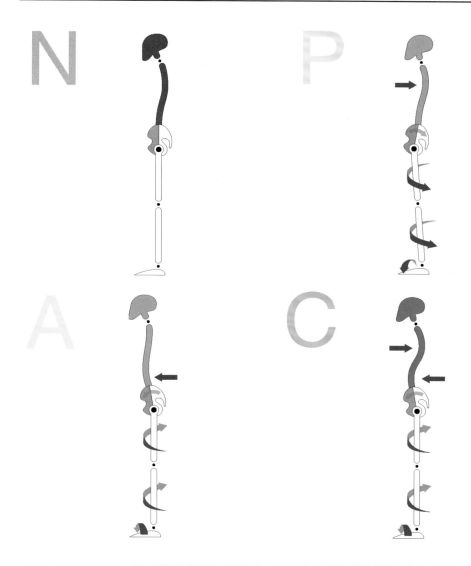

部位	N 型（中立）	A 型（前倾）	P 型（后倾）	C 型（复合）
脊柱	平衡	塌腰	驼背	塌腰、驼背
骨盆倾斜	骨盆中立	前倾	后倾	前倾
髋关节	中立	旋内	旋外	旋内
胫骨	中立	旋内	旋外	旋内
足部	中立	旋前	旋后	旋前

图 3.21　4 种姿势类型和模式

第四章

直立位失衡模型

与四足动物相比，直立姿势失衡是人类独有的。人类花了 700 万年才进化成两足动物。现在，我们大约用 15 年的时间来完成生长发育。人类数百万年的进化已经在我们身上留下了我们觉察不到的印记，植入了各种失衡姿势模式，本书将它们归为 A 型、P 型和 C 型。

瑜伽是在 3000 多年的时间里由无数代人发展起来的，它的目标是通过姿势和呼吸的平衡来达到思想的平衡。呼吸的平衡对思想的平衡至关重要。呼吸失衡导致自主神经系统失衡——这在人群中很常见。另外，姿势平衡很重要，它与呼吸模式密切相关。

直立姿势困境：失衡的开始

人类胎儿在母亲的子宫里像鱼一样漂浮。出生后，婴儿像蛇一样趴在地上，然后像狗一样爬行，一岁开始探索走路。就像一只青蛙回想不起它是蝌蚪的日子，大多数人根本记不住这个过程。直立和行走是无意识的学习，而不是我们与生俱来的能力。

人到了 15 岁左右的少年时期，直立行走的能量消耗和成年人相似。

现代人的直立发育从 1 岁左右开始，到 15 岁左右完成，而人类向直立的进化开始于 700 万年前，完成于 15 万年前。在非洲乍得发现的早期人属祖先乍得沙赫人，直到 15 万年前才完全进化到智人阶段（Thomas C. Michaud[*]）。

每个人都有姿势失衡，却没有意识到这是人类历经 700 万年从四足动物进化成两足动物的结果，而不仅是一个人 15 年的成长结果。

虽然人类从直立位获得了极大好处，如手的自由、开阔的视野、语言和发达的大脑，但我们也必须处理不稳定的两足站立带来的失衡。

明白我们都是失衡两足动物的事实，需要花费时间和精力；而有意识恢复平衡的训练是一个长期的复杂过程。

达到完美平衡的直立姿势并不容易。打开胸腔，臀部就会后凸；降低臀部，就会驼背。如果打开胸腔，尾骨就被过度的腰椎弯曲抬起。如果尾骨向下卷，腹部就被推出，则胸椎弯曲就会更加明显。

骨盆前倾（图 4.1 的中间模型）说明腰椎曲度变大，类似于水的溢出。因为消耗增加，这种姿势会导致能量损失。（比喻为水）

---

* Michaud, T.C. 2011. *Human Locomotion: The Conservative Management of Gait-related Disorders*, Newton Biomechanics: Newton, MA, USA.

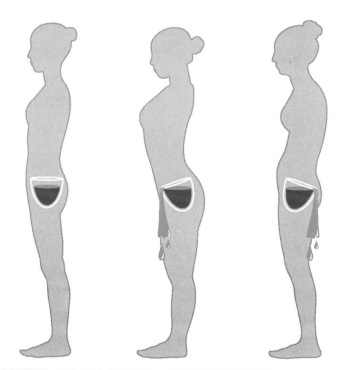

图 4.1 直立姿势模型：从左到右为平衡的、骨盆前倾和骨盆后倾

用这个倒水的比喻，如果骨盆后倾和腰椎曲度减小（图 4.1 右图的模型），水就会向后溢出，会导致能量不足。

超过我们想象的，很多人正体验着这种直立站姿的困境。

有两种类型的直立姿势困境，与人的外表和心理状态密切相关。

能量通道：左脉和右脉

失衡的能量模式，在哈他瑜伽里被称为左脉和右脉，能够从能量的角度解释姿势困境的原因（生命能量层）。

一条盘绕的蛇（昆达里尼）挡住了通往身体和能量平衡的道路。当通往中脉的路被净化并通过练习被打开时，人就可以打破姿势困境并获得平衡（图4.2）。（详见 *Yoga Taravali* 一书[*]）

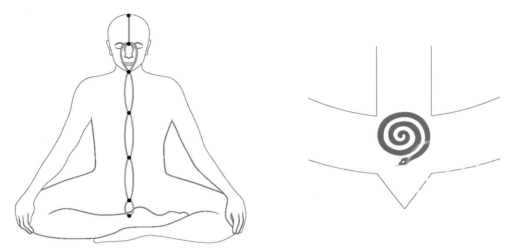

图 4.2　中心通道（中脉）和盘绕的蛇（昆达里尼）

姿势形成的物质基础和人态度的能量失衡有关，比如乐观与悲观、主动与被动、攻击与防御及阳刚与温柔等。

身体姿势是心理状态的外在表现，反之，心理状态是身体姿势的内在基础。

根据哈他瑜伽的系统方法，要改变你的心态，首先要改变你的姿势，姿势的改善会使你的心态也得到改善。瑜伽体式是接近平衡的良好开端，从身体开始，逐渐向心理发展。

---

[*] Desikachar, T.K.V. and Desikachar, K. 2003. *Adi Sankara's Yoga Taravali*, Krishnamacharya Yoga Mandiram: India.

失衡的姿势和呼吸模式

　　姿势模式影响呼吸模式，反之亦然。当胸部打开时，骨盆前倾和腰椎曲度（二级弯曲）都会增大，这被称为**吸气模式**，它是由深吸气形成的姿势模式。

　　如果你把尾骨卷进去，骨盆后倾和胸椎曲度（一级弯曲）都会增加，这被称为**呼气模式**，它是由深呼气形成的姿势模式。

　　吸气时，前线第 2 节段拉长；呼气时，后线第 2 节段拉长（图 4.3）。

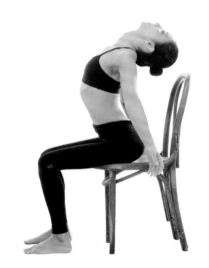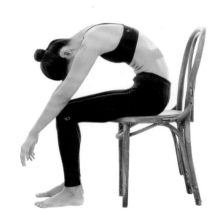

图 4.3　**吸气模式和呼气模式**

　　A 型吸气模式更明显，可能会有无意识的微弱呼气模式。相反，P 型呼气模式更突出，吸气模式较弱（图 4.4）。

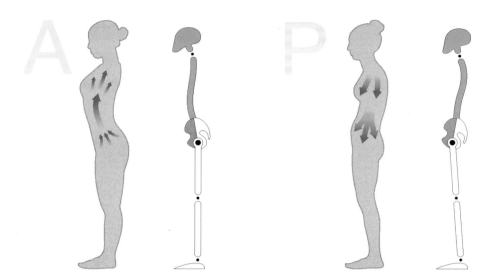

图 4.4　吸气（A 型）模式和呼气（P 型）模式的模型

　　一般来说，人们很难客观地认识自己的姿势，因为他们照镜子的时候通常只看到自己身体的前部。人们可以通过本体感受器来感觉自己的姿势，比如皮肤和前庭系统，这些感受器遍布全身。然而，如果这种姿势成为一种难以改变的终身习惯，要感觉到会很困难。

　　引用阿加莎·克里斯蒂的话，"稀奇的事情，一旦习惯了，人们自己也不知道他们拥有这些"。即使人们可以通过照镜子或看视频，或通过他人的反馈来识别自己的姿势模式，也很难做到时刻关注自己日常生活中姿势的模式，以及尝试去矫正失衡。

　　不断调整姿势和呼吸来形成新的习惯是一项复杂的任务。虽然人们会尝试对自身更有益的姿势，但要一直把这些姿势和正确的呼吸节奏相结合并不容易，而且经常会引起无意识的紧张。

　　例如，A 型扩张胸部和抬高尾骨的吸气模式是固定的，在呼气时需要有意识地使用呼气模式，即卷起尾骨和收紧下巴（图 4.5）。

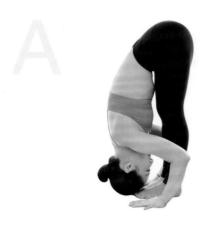
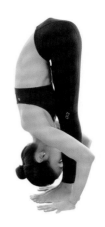

图 4.5　A 型矫正前（左）；呼气时通过收紧下巴和卷起尾骨向中立位矫正（右）

另一方面，以呼气模式为主的 P 型，可以通过强调相反的模式来达到中立，比如吸气时有意识地扩张胸部和抬高尾骨（图 4.6）。

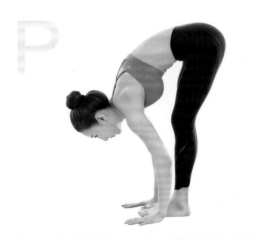
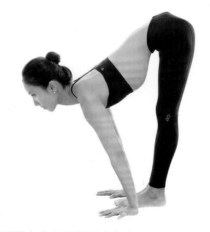

图 4.6　P 型矫正前（左）；吸气时通过扩张胸部和抬高尾骨向中立位矫正（右）

有意识地将姿势吸气模式带入固定的呼气模式，以及将姿势呼气模式带入固定的吸气模式，是达到平衡姿势的良好开端。

"99% 的练习和 1% 的理论"是说，落地果实中占 1% 的种子需要从 99% 的果肉中吸收营养才能发芽。

第三部分

矫　正

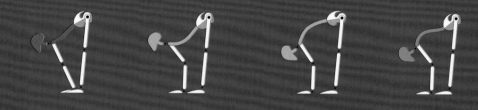

第五章

矫正的目标

- - - - - - -

第五到第八章为本书第三部分，我们将学习 A 型、P 型和 C 型的骨盆和脊柱从弯曲恢复到中立位的矫正方法。随后，笔者会在第九和第十章解释四肢的对齐、脊柱平衡和呼吸控制的传统技术。

如果已经确定了自己的姿势类型（最好的方法是在一组瑜伽练习者中观察），建议你从第五到第八章中寻找矫正方法，再练习第九和第十章介绍的四肢对齐和呼吸技术（图 5.1）。

姿势和呼吸的关系	• 脊柱平衡、呼吸控制
	• 第十章
躯干和四肢的关系	• 四肢的对齐
	• 第九章
脊柱和骨盆的关系	• 姿势类型的矫正
	• 第五到第八章

图 5.1　姿势和呼吸、躯干和四肢、脊柱和骨盆的关系相关内容及章节

不同姿势类型的矫正目标

前屈的基本目标是通过屈曲髋关节和腰椎拉长身体后线。后弯的主要目标

是通过伸展髋关节和腰椎延长身体前线。

N型没有明显的节段失衡，在瑜伽练习中，做前屈和后弯体式都不会有太大的困难。

然而，A型、P型和C型在脊柱和骨盆部位均有明显的节段失衡，在前屈或后弯时，特定关节的失衡运动将会恶化，如本书第一部分（观察）和第二部分（姿势类型）所示，他们曲解了拉长身体后线和前线的原意，导致节段失衡恶化。

因此，需要根据姿势类型正确识别腰椎和髋关节失衡。通过做矫正练习，**可以使骨盆倾斜恢复到中立位，脊柱弯曲回到平衡位置。**

矫正的目标不是简单地拉长身体的前线和后线，而是首先根据姿势类型确定明确的目标，然后再去制订策略和设计矫正方法。

不同姿势类型的具体矫正目标

A型：拉长后线第2节段和前线第3节段。通过骨盆后倾运动和腰椎屈曲恢复平衡。

P型：拉长后线第3节段和前线第2节段。通过骨盆前倾运动和腰椎伸展恢复平衡。

C型：拉长后线第2节段的腰椎，拉长前线第2节段的胸部和第3节段。通过骨盆后倾运动、腰椎屈曲和胸部伸展恢复平衡。

不同姿势类型的矫正策略

为了恢复骨盆中立位，A型和C型需要向后倾斜骨盆，而P型需要向前倾斜骨盆。然而，在大部分多节段体式中，因为第2、3节段失衡肌肉的张力，骨盆的运动往往受到限制。因此，为了能有效矫正，需要在第2、3节段暂时减小骨盆和脊柱的张力。

　　轻微屈膝是前屈时可以使用的一种有效方法，这样做能使骨盆获得暂时的运动自由。屈膝减少了第 3、4 节段间的肌肉张力，使 A 型和 C 型的骨盆后倾更容易。如果存在更容易骨盆后倾的条件，通过腰椎屈曲可以有效拉长后线第 2 节段，这是 A 型前屈的主要矫正思路。C 型也可以通过屈膝来达到主要和次要目标，即腰椎屈曲和胸部伸展。

　　另外，如果轻微屈膝，P 型更容易完成骨盆前倾。通过髋关节屈曲可以有效拉长后线第 3 节段，这是 P 型前屈的主要矫正目标。

　　对于所有姿势类型的后弯，恢复骨盆倾斜和腰椎伸展间的平衡是关键。

　　A 型，骨盆后倾运动受限，可以有意识地使用臀肌来辅助。髋关节伸展可以有效拉长前线第 3 节段，这是 A 型的主要矫正目标。

　　C 型，还应该有意识地收缩臀肌，以促进髋关节伸展和骨盆后倾。C 型然后进行使胸椎伸展的矫正，这是次要目标。

　　P 型，作为髋关节伸肌的臀肌已经过度激活，在伸展腰椎和胸椎的同时，应减小臀肌张力并允许竖脊肌收缩。通过这种方式，P 型可以达到拉长前线第 2 节段的主要目标。

问题 2：平衡和失衡的标准是什么？

　　我们可以根据关节的运动方向来分析人体运动。为了定义关节运动的方向，需要一个基本标准。为此，你需要在所有关节都处于中立位时观察身体，比如山式（Samasthiti）。处于山式的身体符合解剖学姿势（图 5.2）。

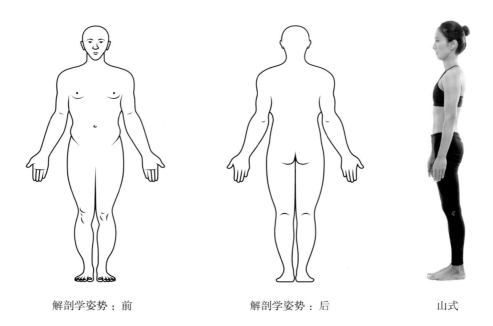

解剖学姿势：前　　　　　　　解剖学姿势：后　　　　　　　山式

图 5.2　解剖学姿势和山式

关于解剖学姿势：

- 身体和四肢向前的运动称为**屈**。

- 向后的运动称为**伸**。

- 关节运动的类型有屈、伸、内收、外展、旋内和旋外。

山式（Samasthiti）是一个要求在各个方向上保持均等和稳定姿态的体式。Sama 是均等的意思，而 Sthiti 的意思是建立。

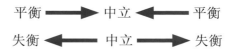

平衡是一种尽可能接近中立位的状态，而失衡是一种远离中立位的状态。

达到平衡的良好开端是培养你对自身失衡状态的觉知，而不是试图以别人的身体作为参考。如果能正确识别失衡，你就能找到矫正它的方法。

如果一位练习者的直立姿势不是中立的，并且已经处于失衡状态，便能在其他动作中反映出来。练习者在前屈、后弯、侧弯和扭转姿势中也会存在失衡。

因此，观察直立姿势失衡对体式模式的影响是做好瑜伽练习的关键。

问题 3: 人们通常认为提高柔韧性是瑜伽练习的目标，就本书而言，体式练习的目标是恢复平衡。既然如此，柔韧性将如何帮助恢复平衡呢？

根据帕坦伽利的《瑜伽经》，做瑜伽体式时应该不费力、舒适（sukha）且稳定（sthira）。

首先，一个不费力、舒适（sukha）的姿势，关节的运动应该是不受限的，任何关节的受限都会引起不适。如果关节柔韧性差，就会出现姿势失衡并且难以矫正。因此，人们可能认为瑜伽体式只注重提高柔韧性。

但如果一个人的关节只有柔韧性而没有稳定性也会导致失衡。因此，练习应该兼顾柔韧性和稳定性。

例如，坐角式 A（Upavistha Konasana A）中，关节外展时远离中线，更重要的是用手够到足并保持有力的外展角度，而不是将髋关节的角度打开更大。用手抓住足可以稳定关节，为强烈的伸展提供支撑（图 5.3）。

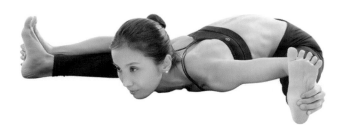

图 5.3　坐角式 A

在坐角式 B（Upavistha Konasana B）中，双腿抬起，整个身体以坐骨为支点，在这个以外展为核心的动作中，主要目标是通过内收和外展的平衡来提高稳定性（图 5.4）。

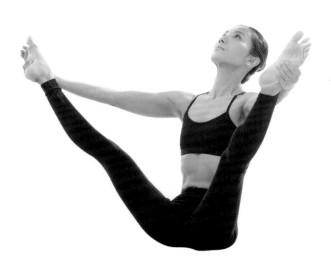

图 5.4　坐角式 B

在将身体分成前后两部分的冠状面上，髋关节外展是远离身体中线的运动，而髋关节内收是朝向身体中线的运动（图 5.5）。

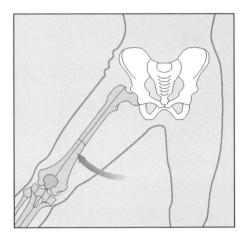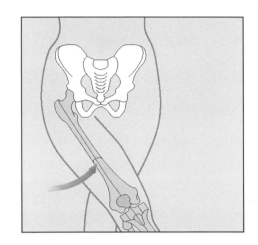

图 5.5　髋关节外展（左）和内收（右）

如图 5.6 所示，如果只注重外展方向的拉伸，髋关节外展方向的柔韧性会提高，但对抗内收的力量就会减弱。最终，髋关节外展和内收之间的稳定性就会丧失。此时外展肌由于过度使用而闭锁缩短，而内收肌会失去力量（闭锁拉长）。

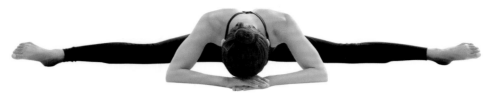

图 5.6 直角前屈式

图 5.7 的直角式（Samakonasana）是一个高阶体式，一是因为它是一个伸展内收肌的柔韧体式；二是因为在极度外展的姿势中，它平衡外展和内收运动的同时，还要保持关节稳定性。

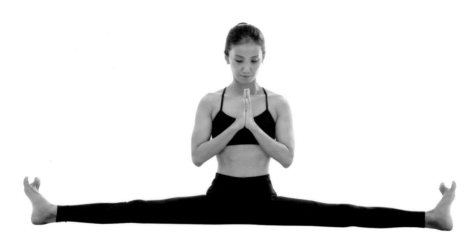

图 5.7 直角式

如果只注重柔韧性，那这个关节在一个方向上的运动就会不协调。不管是否有意为之，都将导致过度屈曲或伸展，过度外展或内收，过度旋外或旋内，等等。

利用有意识的练习及注重柔韧性和稳定性的矫正措施，可使练习者在屈和伸、外展和内收，以及旋外和旋内之间获得平衡。

《瑜伽经》第二章：稳定舒适的体式

"体式应该稳定而舒适"

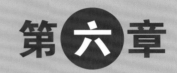

第六章

P 型的矫正

P 型的矫正目标是抵消节段失衡。

可以回想一下第三章，P 型有夸张的骨盆后倾和胸椎后凸，髋关节伸肌和腹直肌是有力的，而髋关节屈肌和竖脊肌是无力的。P 型也以能量向内收缩为特征。

为了抵消节段失衡，可以通过前屈拉长后线第 3 节段，而通过后弯拉长前线第 2 节段（图 6.1）。

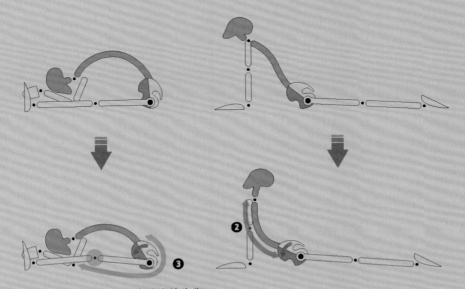

图 6.1　P 型的矫正：抵消前后线的失衡

恢复关节运动方向

P 型，由于腰大肌和竖脊肌长而无力，髋关节屈曲和腰椎伸展没有充分激活。因此，P 型应该加强髋关节屈肌和腰椎伸肌。

图 6.2 的左图为 P 型的失衡，右图为相反模式的 A 型，以作比较。

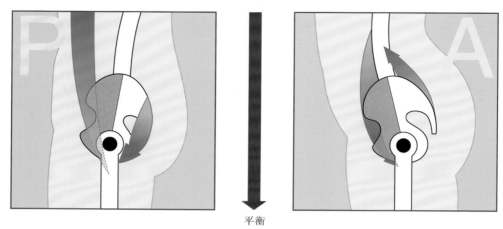

平衡

图 6.2　P 型：短而有力的肌肉，腹直肌和臀大肌（蓝色）（左）；A 型：短而有力的肌肉，腰大肌和竖脊肌（蓝色）（右）

抵消核心肌肉失衡

当腰大肌被唤醒，臀大肌就拉长；同样，当竖脊肌被加强，腹直肌就拉长（图 6.3）。

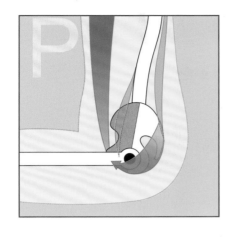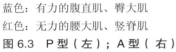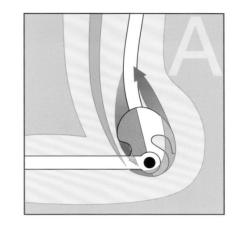

平衡

蓝色：有力的腹直肌、臀大肌

红色：无力的腰大肌、竖脊肌

图 6.3 P 型（左）；A 型（右）

蓝色：有力的腰大肌、竖脊肌

红色：无力的腹直肌、臀大肌

扭转呼吸失衡

通过关注吸气模式引导吸气和呼气间的平衡（图 6.4）。

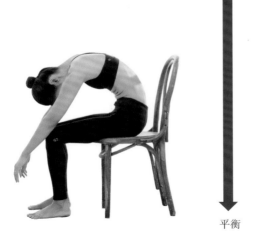

平衡

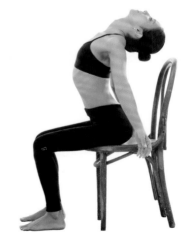

图 6.4 呼气模式和吸气模式

P 型——前屈的矫正

节段失衡

在失衡的前屈中，通常后线第 2 节段拉长，而非第 3 节段。因此，拉长后线第 3 节段是矫正的主要目标。

失衡的腰椎 – 骨盆节律

对于 P 型，腰椎比髋关节更容易屈曲并可在一些体式中观察到，如手杖式（图 6.5 左）。可使用辅具帮助初学者更容易屈曲髋关节。比如束角式 B，前屈动作主要集中在腰椎，不需要太费力；然而，下犬式和双腿背部伸展式的前屈动作主要在髋关节，对 P 型来说，就相对困难（图 6.5 右和 6.6）。

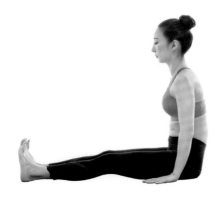
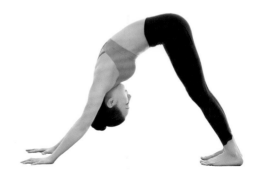

图 6.5 手杖式（左）和下犬式（右）

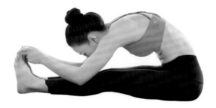
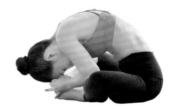

图 6.6 双腿背部伸展式（左）和束角式 B（右）

双腿背部伸展式的矫正

由于原动肌（腰大肌）没有充分激活，以及拮抗肌（臀大肌和腘绳肌）短而有力，P 型很难有效地屈曲髋关节（图 6.7）。

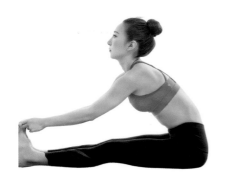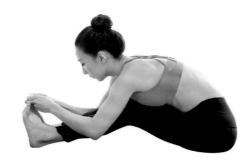

图 6.7 P 型：正确的双腿背部伸展式

如果初学者前屈时有骨盆后倾和膝关节超伸，将会加深腰椎屈曲，并可能导致背部疼痛和腘绳肌损伤（图 6.8）。

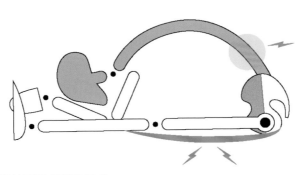

图 6.8 P 型：错误的双腿背部伸展式

因此，在双腿背部伸展式中，屈膝或在膝盖下方放上垫子是明智的，可以缓解后线从腰椎到腘绳肌的过度紧张（图 6.9）。

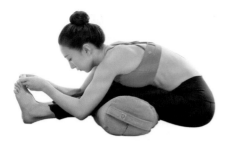 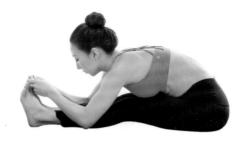

图 6.9　P 型：初学者双腿背部伸展式

站立前屈式（Uttanasana）

双腿背部伸展式的原理也适用于站立前屈式，即通过屈膝来释放后线第 3 节段的张力。随后，开始骨盆前倾，接着轻柔、缓慢地伸直膝关节，以使后线第 3 节段拉长（图 6.10）。

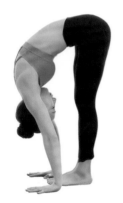 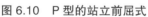 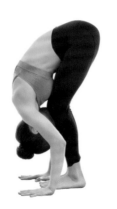 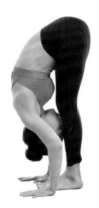

图 6.10　P 型的站立前屈式

问题 4: 如果屈膝，会限制后线第 3 节段的拉长吗？

让我们一起来评估一下。后线第 3 节段由大腿和臀部组成。拉伸腘绳肌时，大腿的一部分也被拉长。腘绳肌的起点在坐骨结节，止点在膝关节下方的胫骨和腓骨上。

坐姿时，当膝盖伸直时，因为止点（胫骨和腓骨）远离，腘绳肌拉长；当膝盖弯曲时，因为止点靠近，腘绳肌缩短。

当坐骨远离时，因为起点远离，腘绳肌变长。反之，当坐骨靠近时，因为起点靠近，腘绳肌缩短。

如图 6.11 所示，当骨盆向前倾斜时（中图），坐骨结节上的（起点，红点）远离止点（蓝点），这时起点相对地面接触点（黑点）是后移的。相反，当骨盆向后倾斜时（右图），坐骨结节更靠近止点，这时起点相对地面接触点是前移的。

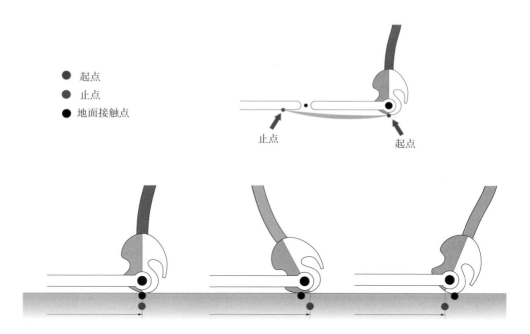

● 起点
● 止点
● 地面接触点

止点　　　　　　起点

图 6.11　中立位（左）、骨盆前倾（中）和骨盆后倾（右）对腘绳肌起点的影响

在后线第 3 节段，当臀肌被拉长时，臀部周围结构也拉长。通过骨盆前倾，臀肌也会被拉长，而骨盆后倾则会缩短。

总之，上面问题的答案是"是"和"不是"，屈膝限制了大腿肌肉拉长，但有助于臀部肌肉拉长。

问题 5: 当坐骨在骨盆前倾中后移时，拉长腘绳肌和臀肌的作用明显。如果屈膝，腘绳肌收缩或变短。这会抵消骨盆前倾的作用吗？

会。如果你屈膝，腘绳肌的"终点站"——胫骨和腓骨，靠近"始发站"——坐骨。这会抵消一部分骨盆前倾引起的拉长效果。

然而，屈膝和向前倾斜骨盆的最初目标并不是拉长腘绳肌，而是为第二阶段做准备。当膝关节伸直时，腘绳肌从止点被拉长。

问题 6: 为什么第一阶段需要屈膝？

如果膝关节完全伸直，骨盆就没有向前运动的自由空间了。原因在于第4节段的小腿肌（腓肠肌）和第3节段的腘绳肌的张力重叠了。通过轻微屈膝，创造了一个空间，坐骨可以通过骨盆前倾而向后移动。这个预备动作只是释放了第3、4节段同时紧张产生的张力。

但过度屈膝也会限制腘绳肌收缩的长度。稍微屈膝或在膝盖下面放一个高度适合的垫子有助于肌肉放松，以及拉动坐骨向后，使腘绳肌的缩短不会太多，从而创造了骨盆更容易向前倾斜的理想条件。

对P型而言，第一阶段的屈膝对前屈矫正是很有帮助的。P型在前屈时越用力，由于腹直肌收缩加深了腰椎屈曲，失衡会严重。过度骨盆后倾会阻止腰大肌等肌肉向前拉骨盆，形成了一个阻碍骨盆前倾的恶性循环。

轻微屈膝时骨盆前倾变容易了，这为竖脊肌克服由腹肌引起的腰椎屈曲创造了有利条件。

此时，腰大肌和竖脊肌的协同作用转化成有利条件。一旦达到这个阶段，伸直膝关节和拉长腘绳肌的第二阶段就变得容易多了。

为了充分拉长后线第 3 节段的腘绳肌，第一阶段轻微弯曲的膝关节在第二阶段需要完全伸直。以上动作看起来有点复杂，但实践后效果立竿见影，与不这样做的人差别将是显而易见的。

P 型——后弯的矫正

节段失衡

在失衡的后弯中，通常是前线第 3 节段拉长，而非第 2 节段。因此，拉长前线第 2 节段是矫正的目标（图 6.12）。

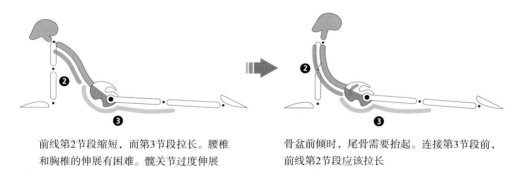

前线第2节段缩短，而第3节段拉长。腰椎和胸椎的伸展有困难。髋关节过度伸展

骨盆前倾时，尾骨需要抬起。连接第3节段前，前线第2节段应该拉长

图 6.12　P 型的上犬式：多节段后弯体式矫正前（左）和矫正后（右）

失衡的腰椎 – 骨盆节律

正常情况下，P 型的髋关节比腰椎更容易伸展。为了达到平衡的腰椎伸展，抬起并伸展胸腹部的矫正方法是必要的。

对于 P 型，在体式中，如上犬式、骆驼式和反台式中，髋关节比腰椎更容易伸展（图 6.13 ~ 6.15）。由于臀大肌和腘绳肌有力，后弯时主要是髋关节伸展。同时，因为腹直肌相对有力而竖脊肌相对无力，腰椎伸展很困难。

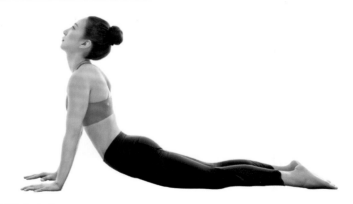

图 6.13　P 型的上犬式

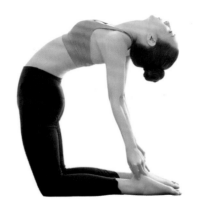

图 6.14　P 型的骆驼式

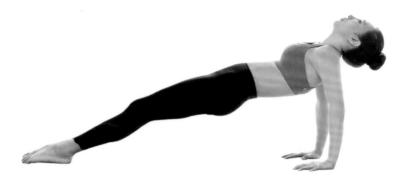

图 6.15　P 型的反台式

在后弯时，如果从髋关节开始伸展，那么腰椎是很难伸展的（图6.16）。从扩展胸部和伸展腰椎开始是更有效的准备方法。

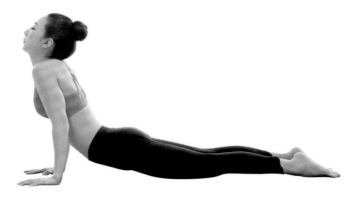

图 6.16　P 型的上犬式（矫正前）

此外，由于胸椎过度后凸（驼背），P 型很容易出现肩胛骨上提和肩关节旋内。

如图 6.17 所示，眼镜蛇式中，通过降低肩部和扩展胸部可以更有效地伸展腰部。这是一个有效拉长前线第 2 节段的单节段体式。

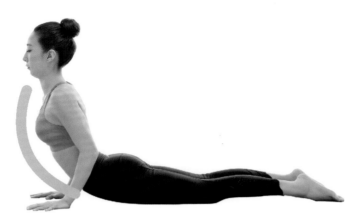

图 6.17　P 型的眼镜蛇式（矫正 1）

当前线第 2 节段被充分拉长时，将骨盆、大腿和膝盖抬离地面，眼镜蛇式可以转变为上犬式。反过来，这也会拉长前线第 3 节段，以完成上犬式，如图 6.18 所示。

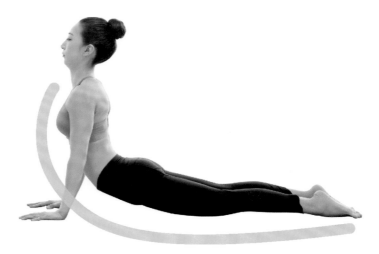

图 6.18　P 型的上犬式（矫正 2）

蝗虫式（Salabhasana）和弓式（Dhanurasana）

做蝗虫式和弓式的目的是加强后线第 2 节段（特别是竖脊肌），对于 P 型来说，这些肌肉已变得长而无力（图 6.19 和 6.20）。

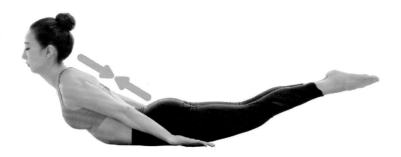

图 6.19　P 型的蝗虫式

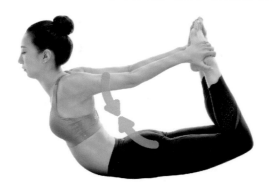

图 6.20　P 型的弓式

眼镜蛇式

做眼镜蛇式的目的是拉长前线第 2 节段和加强后线第 2 节段，这是蝗虫式和弓式的一个补充（图 6.21）。

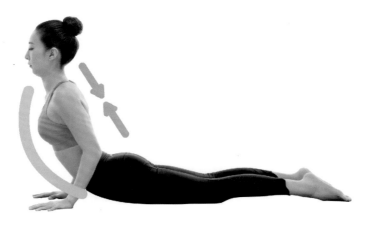

图 6.21　P 型的眼镜蛇式

卧英雄式（Supta Virasana）

对于 P 型，在改良卧英雄式中使用长枕拉长前线第 2 节段（尤其是胸椎段）（图 6.22）。

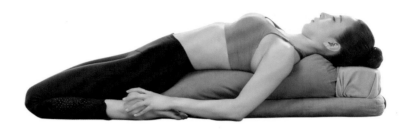

图 6.22　P 型的卧英雄式（改良后）

小雷电坐（Laghu Vajrasana）

如图 6.23 所示，在改良小雷电坐中借助瑜伽轮拉长身体前线的所有节段（胸椎和腰椎部位）（图 6.23）。

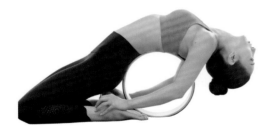 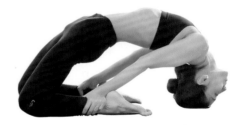

图 6.23　P 型的小雷电坐（左图为改良后）；该体式的最终表现（N 型）（右）

鸽子式（Kapotasana）

改良鸽子式借助瑜伽轮拉长前线第 2 节段（胸椎和腰椎部位）（图 6.24）。

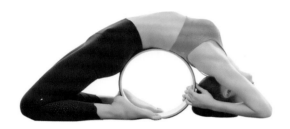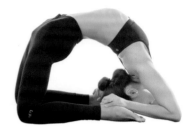

图 6.24 P 型的鸽子式（改良后）（左）；该体式的最终表现（右）

P 型——三角伸展式的矫正

节段失衡

在 P 型中经常可以看到，后线第 2 节段比前线第 2 节段长。调整的重点是建立后线和前线第 2 节段的长度平衡。

关节失衡

在三角伸展式（Trikomasana）中，弯曲的胸腰椎部和旋内的肩关节需要回到一个平面上，保持在中立位（图 6.25）。

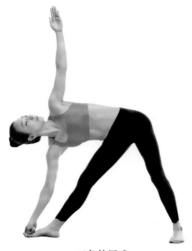

三角伸展式

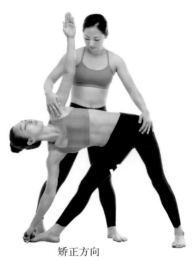

矫正方向

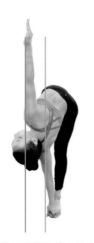

弯曲的胸腰椎部和旋内的肩关节

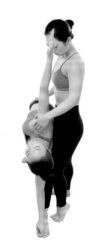

矫正后的体式

图 6.25　P 型的三角伸展式和矫正后的体式

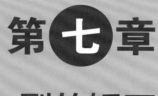

第七章

A 型的矫正

A 型的矫正目标是抵消节段失衡。

让我们回顾第三章内容，A 型有夸张的骨盆前倾和腰椎前凸，髋关节屈肌和竖脊肌有力，而髋关节伸肌和腹直肌无力。A 型也以能量向外扩张为特征。

为了抵消节段失衡，可以通过前屈拉长后线第 2 节段，通过后弯拉长前线第 3 节段（图 7.1）。

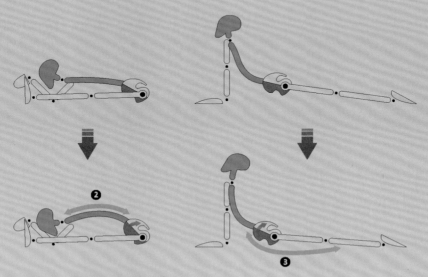

图 7.1 A 型矫正：抵消前、后线的失衡

恢复关节运动方向

由于 A 型的臀大肌和腹直肌长而无力，不能充分激活髋关节伸展和腰椎屈曲。因此，A 型应该加强髋关节伸肌和腰椎屈肌的力量。

图 7.2 左图展示 A 型的失衡，右图展示相反模式的 P 型。

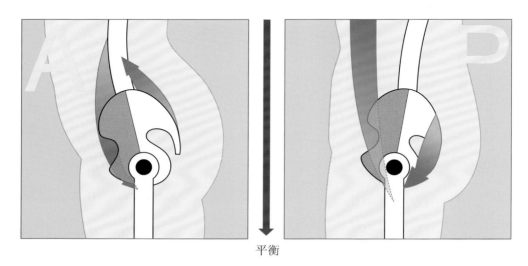

平衡

图 7.2 A 型：短而有力的腰大肌和竖脊肌（蓝色）（左）；P 型：短而有力的腹直肌和臀大肌（蓝色）（右）

抵消核心肌肉失衡

腹直肌加强后，缩短的竖脊肌就会拉长；同样地，臀大肌加强后，缩短的腰大肌就会拉长（图 7.3）。

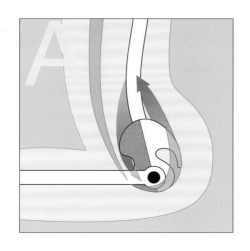
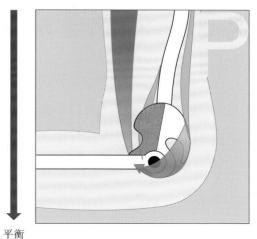

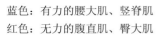

平衡

蓝色：有力的腰大肌、竖脊肌　　　　　　　蓝色：有力的腹直肌、臀大肌

红色：无力的腹直肌、臀大肌　　　　　　　红色：无力的腰大肌、竖脊肌

图 7.3　A 型（左）和 P 型（右）的核心肌肉

扭转呼吸失衡

应多关注呼气模式以引导吸气和呼气间的平衡（图 7.4）。

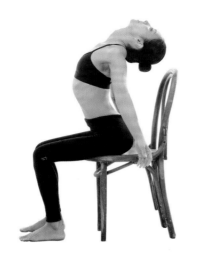
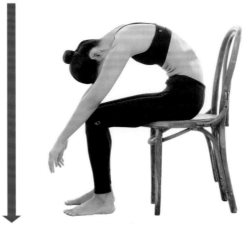

平衡

图 7.4　吸气模式和呼气模式

A 型——前屈的矫正

A 型的髋关节屈曲在前屈体式中占主导地位，而腰椎伸展在后弯体式中占主导地位。此外，A 型在前屈时容易出现腰椎屈曲困难，而后弯时容易出现髋关节伸展困难。需要激发髋关节伸展和腰椎屈曲的潜力。

在前屈体式中，最大限度地增加腰椎屈曲，同时尽可能减少髋关节屈曲，是恢复 A 型姿势和呼吸平衡的最有效方法（图 7.5）。

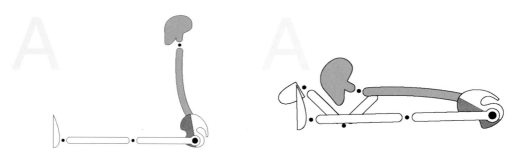

图 7.5　A 型的前屈模式

当髋关节屈曲成为前屈的主要习惯或自主运动时，由于髂腰肌和竖脊肌已经缩短，练习者不会感到有拉力或张力。这种模式的重复是无意识的，并可能导致更严重的骨盆前倾和腰椎前凸失衡。

相反，在开始前屈时，内收夹紧坐骨并屈曲腰椎，A 型将从中受益。这样做时，A 型会首先屈曲腰椎，然后更有效将其与髋关节屈曲结合。

此时，你可能会感到竖脊肌和腰方肌拉长，腹直肌收缩。这对 A 型来说，可能是一种不同寻常的感受。

这里有个小技巧，教你如何利用直膝前屈来拉长后线第 2 节段。那些努力卷尾骨或拉长腰椎者可能因此受益。

首先开始骨盆后倾，屈双膝。然后足跟下压，腘绳肌收缩，内收夹紧坐骨。这样做可建立骨盆后倾，使腹直肌和臀大肌更有效地收缩。这使后线第 2 节段的腰部更容易拉长和屈曲（图 7.6）。

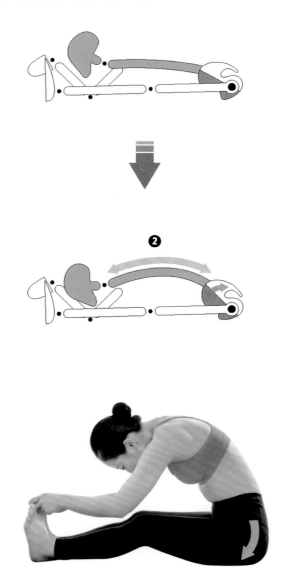

图 7.6　**双腿背部伸展式的矫正**

腹部力量在前屈中得到增强，则 A 型的另一个常见问题——四肢支撑式（Chaturanga Dandasana）中抬臀——就可以解决了。通过连续的收腹练习使腹部得到加强后，像后跳（jump back）这样的动作就会变得容易，因为身体变得更轻，需要的手部力量也更小。用使骨盆后倾的会阴收束法可获得满意成果（图 7.7）。

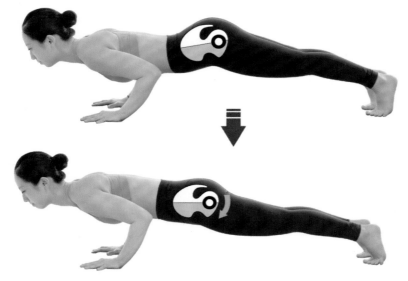

图 7.7　四肢支撑式和使骨盆后倾的会阴收束法

A 型——后弯的矫正

在大多数多节段后弯体式，比如上犬式和骆驼式，A 型往往错误地使用髋关节并主要依靠腰椎伸展。

对于 A 型，在开始做后弯之前，让不够灵活的髋关节做好准备很重要。如果尾骨向内推并有意造成骨盆后倾，髋关节将首先伸展，然后带动腰椎自然伸展。

对于那些骨盆前倾严重和腰大肌极度缩短者，无论他们如何努力伸展髋关节来为后弯做准备，还是很难唤醒骨盆后倾的感觉。

此时，练习者需要主动收缩位于耻骨和胸骨之间的腹直肌并引导腰椎屈曲。同时，臀大肌和腘绳肌会收缩并引导髋关节伸展。虽然这样做会阻碍腰椎关节的伸展，但它是一个能唤醒骨盆后倾感觉的方法，需循序渐进练习。它在平衡 A 型后弯方面有着非常高的成功率（图 7.8 和 7.9）。

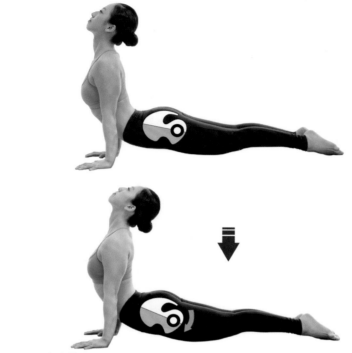

图 7.8 上犬式的矫正

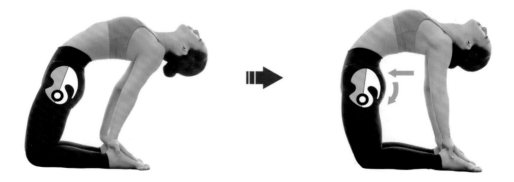

图 7.9 骆驼式的矫正

通过这些动作，在髋关节伸展和腹部收缩后，在完成腰椎伸展的同时腹肌缓慢拉长。A 型已经具备良好的腰椎伸展感，这种方法是有效的。

A 型——侧弯的矫正

三角伸展式的矫正

由于腰大肌、腰方肌和竖脊肌绷紧（闭锁缩短），臀部会向外推，导致腰椎前凸和过度伸展（图 7.10）。

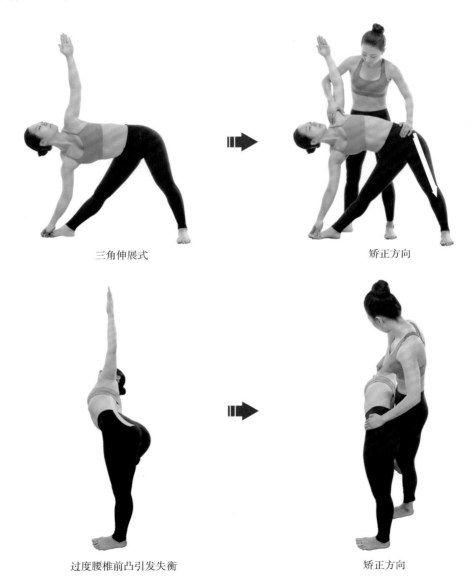

三角伸展式　　　　　　　　　　　　　矫正方向

过度腰椎前凸引发失衡　　　　　　　　　矫正方向

图 7.10　A 型的三角伸展式和向后调整到一个平面的过程

通过内收夹紧坐骨（用会阴收束法轻轻收缩臀肌）和收缩腹肌来减轻腰椎前凸。

后侧腿向足小趾的方向用力（足内翻）。

侧角伸展式（Parsvakonasana）

在右侧的侧角伸展式中，为了建立一个牢固的根基，调整者可以先将左腿放在练习者右侧髋关节下方。然后，调整者的右手可以扶住练习者的右膝并轻轻向外拉出。最后，调整者的左手可以通过向外向下拉动骨盆来矫正髋关节的旋内和过度的腰椎前凸（图 7.11 和 7.12）。

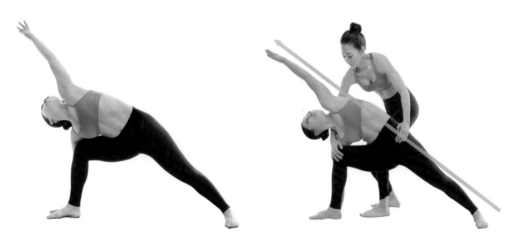

图 7.11　侧角伸展式（矫正后）

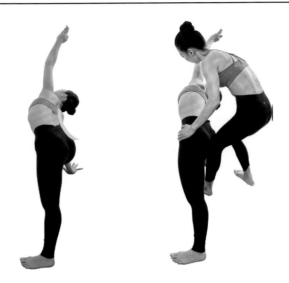

图 7.12 伴随过度腰椎前凸的侧角伸展式（矫正后）

战士 1 式（Virabhadrasana A）

由于骨盆前倾和腰椎前凸，A 型的腰大肌和腹直肌短而有力。因此，如果没有调整者的帮助，练习者做战士 1 式时骨盆很难矫正到中立位。

练习者使用腹直肌和臀大肌，通过使骨盆向后来减少练习者的骨盆前倾。当肌肉失衡严重而上述调整效果甚微时，调整者可以采用低位弓箭步，与练习者面向同一方向，将右膝放在地板上，左膝放在练习者左臀下方，用双手将骨盆拉回到中立位（图 7.13）。

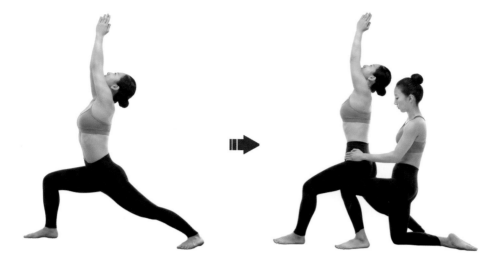

图 7.13　战士 1 式的矫正

低位弓箭步（Anjaneyasana）——拉长腰大肌

矫正的目标是拉长前线第 3 节段。

在低位弓箭步，A 型的过度骨盆前倾会因为习惯而恶化，如图 7.14 左图所示。这可能会间接加强负责髋关节屈曲的腰大肌，并使其收缩。为了拉长腰大肌，可以把尾骨推进去，有意识地做骨盆后倾（图 7.14 和 7.15）。

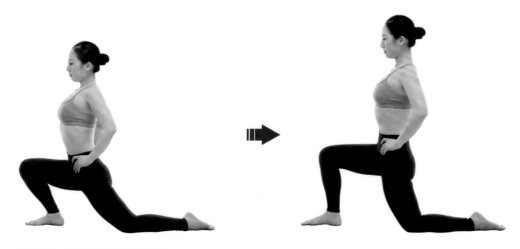

图 7.14　低位弓箭步和矫正

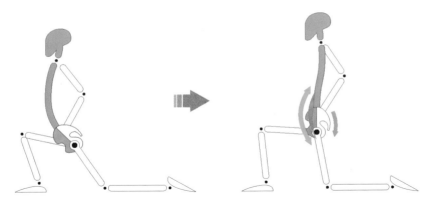

图 7.15 低位弓箭步的矫正图示

卧英雄式——拉长腰大肌

矫正的目标是拉长前线第 3 节段（腰大肌）。

卧英雄式的矫正与低位弓箭步相似，只是根基不同。要帮助练习者完成骨盆后倾，在骶骨下方放一块瑜伽砖是有效的方法（图 7.16）。

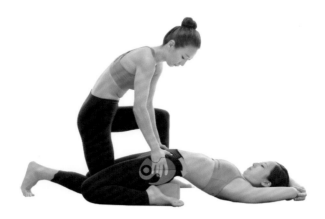

图 7.16 卧英雄式的矫正

战士 2 式（Virabhadrasana B）

由于外展肌和臀大肌相对无力，A 型的后侧腿髋关节不能充分外展和侧向旋转。因此，前侧腿承受了大部分的体重。

当骨盆前倾时，由于腰大肌和股直肌缩短，骨盆很难保持在水平位，而臀部往往向外凸出。为了平衡 A 型的这种姿势，应通过收缩腹肌和臀大肌使骨盆恢复中立位；之后，在呼气时，骨盆应该向后移动，内收夹紧坐骨（图 7.17）。

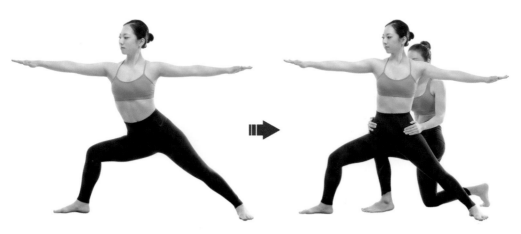

图 7.17　战士 2 式和矫正

船式（Navasana）——加强腹肌

矫正的目标是加强前线第 2 节段（图 7.18）。

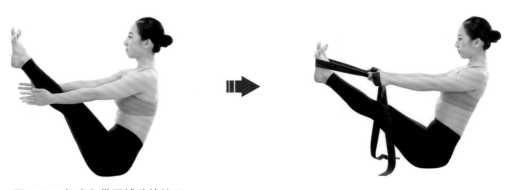

图 7.18　船式和带子辅助的练习

蝗虫式和弓式

矫正的目标是加强臀肌和腘绳肌，即加强后线的第 3 节段（图 7.19 和 7.20）。

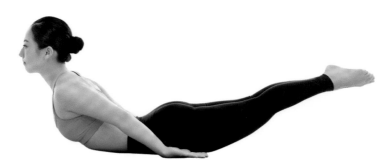

图 7.19　蝗虫式

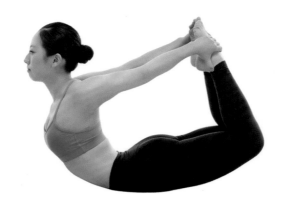

图 7.20　弓式

反台式（Purvottanasana）

　　一般来说，A 型和 C 型的伸展主要发生在腰椎，而非髋部（图 7.21）。通过下压足尖和使用臀肌，髋关节伸展可以被激活。由于髋关节有旋内的趋势，适当的调整（图 7.22）有助于髋关节旋外，使其回到中立位。

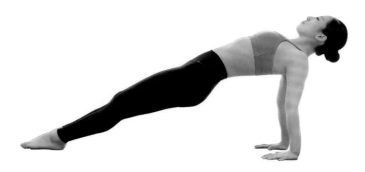

图 7.21　反台式

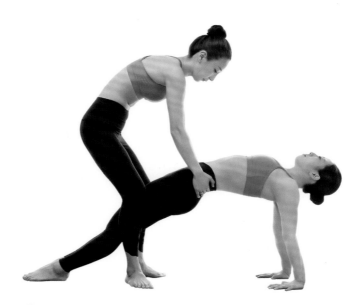

图 7.22　反台式的矫正

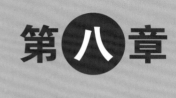

第八章

C 型的矫正

C 型的矫正目标

抵消节段失衡

后线第 2 节段（腰椎部）可以通过前屈拉长，而前线第 2 节段（胸部）和第 3 节段（骨盆部）可以通过后弯拉长。

C 型的第一矫正目标是通过有意识地后倾骨盆来矫正过度骨盆前倾。

C 型的第二矫正目标是通过胸椎伸展来矫正过度胸椎后凸。

扭转呼吸失衡

通过协调吸气模式和呼气模式（均匀地吸气和呼气）引导吸气和呼气的平衡（图 8.1）。

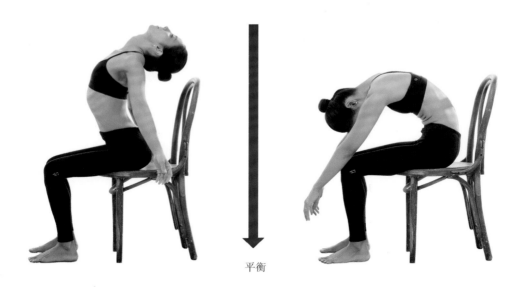

平衡

图 8.1 吸气模式和呼气模式

问题 7：为什么 C 型的矫正有两个不同的目标？

C 型与 A 型的腰椎－骨盆部位相似，但同时胸部与 P 型相似（驼背－塌腰姿势）。因此，C 型一开始很难识别。

此外，很难同时调整腰椎－骨盆部和胸椎，因为它们有相互拮抗的动作。C 型腰椎的矫正需要骨盆后倾，而胸部的矫正需要伸展胸椎。

练习者通常很难同时进行腰椎屈曲和胸部伸展。调整者也可能对先调整哪个部位感到困惑。

以笔者的经验，最初的重点应该放在腰椎－骨盆部位，即骨盆后倾和腰椎屈曲。然后再逐步矫正胸部。

　　如果骨盆和腰部恢复到中立平衡，髋关节就可以建立一个更强的根基，使通过坐骨向下和向上的能量（prana 和 apana））的健康交换成为可能。当练习者恢复腰椎 – 骨盆部位的平衡时，他们可以在呼气时专注于腰椎屈曲，在吸气时专注于胸椎伸展，这样就结合了 C 型矫正的两个目标。

使用泡沫轴矫正胸椎后凸

　　在胸椎下方放泡沫轴有助于展开前线第 2 节段的胸部和双肩。

　　在第六章，笔者建议 P 型使用一个瑜伽轮矫正胸椎后凸。而对于 C 型，笔者建议使用泡沫轴，因为大多数 C 型练习者会发现瑜伽轮的直径过大。直径较小的泡沫轴对 C 型来说，似乎是更好的工具（图 8.2）。

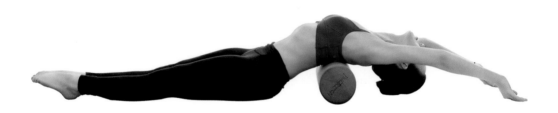

图 8.2　使用泡沫轴矫正 C 型胸椎后凸

使用抱枕的束角式 B

　　在束角式 B 中使用抱枕，有助于拉长后线第 2 节段的腰部。

　　如图 8.3 所示，深呼气时，用双肘下压抱枕，将明显有助于拉长第 2 节段的腰部。

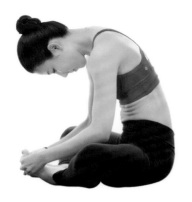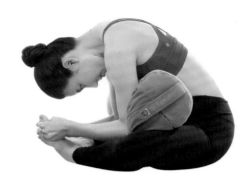

图 8.3　使用抱枕的束角式 B

使用抱枕的睡龟式

在睡龟式中使用抱枕，有助于拉长后线第 2 节段的腰部。

如图 8.4 所示，将双腿放在抱枕上并抬高到骨盆上方，可以缓解腰椎紧张，为骨盆后倾创造有利条件。

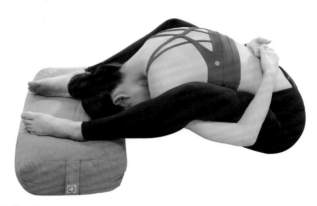

图 8.4　使用抱枕的睡龟式

圣哲玛里琪

在圣哲玛里琪 A（Marichyasana A）体式中，骨盆前倾严重者往往会过多地抬起弯曲膝盖一侧的骨盆，将大部分体重放在身体的另一侧（图 8.5）。

　　A 型和 C 型后线第 2 节段的腰部是缩短的，而且，由于腰椎旋转受限，在做圣哲玛里琪 C（Marichyasana C）时也经常会感到困难（图 8.5）。

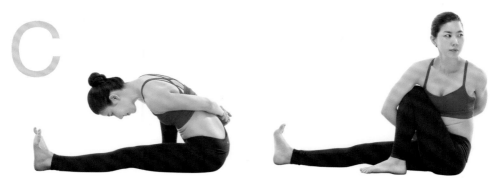

图 8.5　C 型的圣哲玛里琪 A（左）；C 型的圣哲玛里琪 C（右）

　　这里的关键是在准备阶段恢复呼气模式。呼气时，内收夹紧坐骨，抬高耻骨，收缩小腹；这些动作会引起有意识的腰椎屈曲。保持腰椎屈曲的同时，屈曲髋关节能使圣哲玛里琪 A 的前屈更平衡（图 8.6）。

　　当你开始做圣哲玛里琪 C 时，深呼气，收小腹，有意识地使骨盆后倾，然后进入旋转。这样做能使腰椎和髋关节的屈曲更平衡。

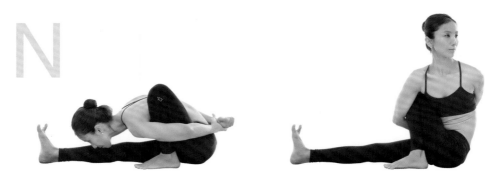

图 8.6　N 型的圣哲玛里琪 A（左）和圣哲玛里琪 C（右）

束角式（Baddha Konasana）A 和 B 的差别

束角式 A 类似于双腿背部伸展式，骨盆前倾，髋关节屈曲。这两个体式的要点是髋关节屈曲，差别是腿的动作（束角式 A 膝关节弯曲，束角式 B 髋关节外展和旋外）（图 8.7）。

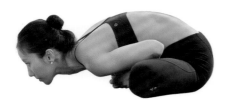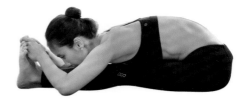

图 8.7 束角式 A（左）；双腿背部伸展式（右）

束角式 B 与双腿背部伸展式相反，即骨盆后倾和腰椎屈曲。束角式 B 的作用是拉长后线第 2 节段的腰部（竖脊肌）（图 8.8）。

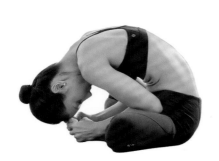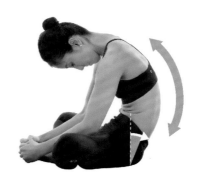

图 8.8 束角式 B

如果不了解束角式 A 和 B 的差别，就很容易在两个体式中只关注内收肌的拉伸。如果后线第 2 节段的竖脊肌在束角式 B 中没有拉长，则无法实现这个体式的主要练习目标（建立坐骨的牢固根基）。

与束角式 A 不同，束脚式 B 侧重于腰椎屈曲，对习惯于这种前屈姿势的 P 型是相对简单的体式。

然而，对习惯在前屈时只注重髋关节屈曲的 A 型和 C 型，这是一个非常困难的体式。要拉长 A 型和 C 型后线第 2 节段并不容易，特别是从腰椎开始屈曲。因此，大多数人可能会觉得这个体式很难。

龟式 / 睡龟式

如图 8.9 左图所示，在龟式，腰部屈曲有困难的人将难以抬起双足。如果腰椎屈曲无力，则难以使坐骨内收夹紧。

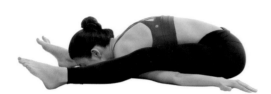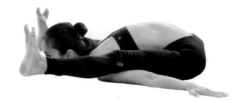

图 8.9 龟式

如果用力做龟式，可能会引起腰方肌和竖脊肌疼痛。

与束角式 B 一样，龟式对 A 型和 C 型来说是个挑战，因为这两个体式都涉及腰椎屈曲。但只要经常练习这两个体式，A 型和 C 型就能进步到睡龟式（图 8.10）。

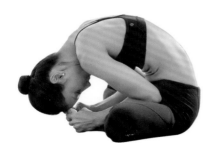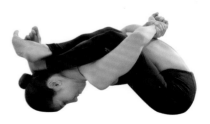

图 8.10 束角式 B（左）；睡龟式（右）（译者注：左图有错误，正确图见第 008 页图 Ⅰ.7）

此外，圣哲玛里琪有助于加强髋关节，还有助于腰部屈曲；船式和腿交叉双臂支撑式（Bhujapidasana）都有助于加强班达（bandha；又称收束法）。这是龟式和睡龟式准备过程的一部分，它将下半身和身体的其余部分连接起来（图8.11）。

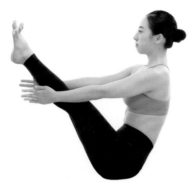
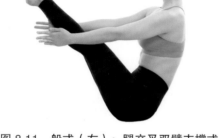
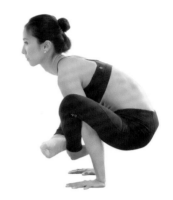

图 8.11　船式（左）；腿交叉双臂支撑式（右）

问题 8: 在前屈体式中，髋关节和腰椎屈曲的理想比例是多少？

坐着时，如果练习者灵活并能达到150°前屈，那么髋关节屈曲大概是90°，而腰椎屈曲是60°。这相当于大约 3∶2 的比例，这被认为是适当的（来自 H. David Coulter 的观点[*]，见图 8.12 中表）。但关于这个问题，不同研究者意见分歧很大。

---

* Coulter, H.D. 2017. *Anatomy of Hatha Yoga: A Manual for Students, Teachers, and Practitioners*, Body and Breath, Inc.:Marlboro, VT, USA, p. 278.

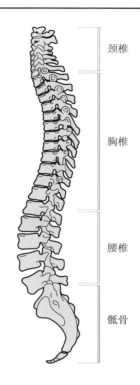

颈椎

胸椎

腰椎

骶骨

	T12 ~ L1	L1 ~ L2	L2 ~ L3	L3 ~ L4	L4 ~ L5	L5 ~ S1	T12 ~ S1 合计	髋关节	脊柱 / 髋关节 合计
屈（°）	5	6	8	9	14	18	60	90	150
伸（°）	4	4	4	9	14	10	45	15	60

图 8.12　中等灵活的人从第 12 胸椎到骶骨的不同椎骨间允许的屈伸范围

　　根据一个人的性别、年龄和柔韧性，这个比值可能有偏差。该比值也取决于前屈的类型。比如，在双腿背部伸展式，髋关节和腰部屈曲的比值为 3 ∶ 2 被认为是合适的，但在圣哲玛里琪并非如此，这个体式髋关节和腰部屈曲应更均匀地分配（1 ∶ 1），否则，对称性失衡就会加剧。

　　因此，为了在圣哲玛里琪 A 中达到平衡，练习者需要有意识地减少髋关节屈曲并增加腰椎屈曲。束角式 B 也是一个典型的主要集中在腰椎屈曲的前屈体式。

对于骨盆前倾严重的 A 型和 C 型，在做双腿背部伸展式时，主要屈曲髋关节。由于做圣哲玛里琪很难屈曲腰椎，而做束角式 B 很难完全屈曲腰椎，A 型和 C 型几乎不可能弯曲到足以使头部靠近双足（图 8.13）。

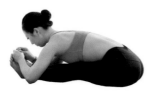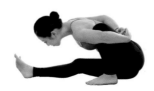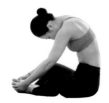

图 8.13　双腿背部伸展式、圣哲玛里琪 A、束角式 B（1）

与之相反，P 型的骨盆后倾很明显。P 型很容易进入束角式 B 和圣哲玛里琪 A。但由于双腿背部伸展式中的髋关节 / 腰椎屈曲比值较小，后线会严重弯曲（图 8.14）。

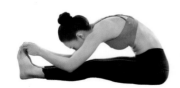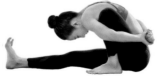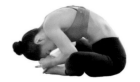

图 8.14　双腿背部伸展式、圣哲玛里琪 A、束角式 B（2）

问题 9：在练习瑜伽的过程中，我们经常会感到疼痛。处理疼痛的基本原则是什么？

当身体偏离平衡状态时，疼痛就产生了。疼痛也可能在从失衡恢复到平衡的过程中产生。换句话说，确定并区分疼痛的来源很重要。在这里，观察是关键。

如果疼痛原因是姿势失衡，则疼痛是身体对失衡关节状态发出的警告。如果你能均匀地分配关节运动，疼痛就会消失。

如果学着理解练习者的姿势类型，并观察不同体式下关节运动的各种失衡，我们就能审视整个结构的失衡。

在这一点上，基本的矫正将从恢复中断的腰椎 – 骨盆节律开始。当腰椎 – 骨盆节律被打乱时，上半身脊柱的纵向伸展就会出现问题，而下半身就会形成一个薄弱的根基。

当不活跃的髋关节和腰椎的运动方向被唤醒，以及关节运动被激活和稳定性得到恢复后，腰椎 – 骨盆节律也会恢复到自然平衡。

如果同时开始矫正髋关节和腰椎，肌肉失衡、所有不必要的压力和能量损耗就会消失。能量将与地面和谐，流经脊柱，并引导骨盆和脊柱恢复平衡。

第九章

四肢的对齐

• • • • • • • •

在前面几章，我们主要研究了脊柱和骨盆部位（第 2、3 节段）的各种失衡，以及各种姿势类型的不同矫正原则和方法。然而，我们得承认，仅通过矫正脊柱和骨盆的失衡来恢复身体正常功能的效果有限。

为了使骨盆（第 3 节段）恢复到中立位，需要下半身第 4 节段对齐。这是因为能量在双足与地面形成牢固连接时，只有通过对齐的双腿才能流向骨盆和脊柱。另外，为了恢复胸椎（第 2 节段）平衡，需要通过上肢对齐建立肩胛骨的平衡。

传统阿斯汤伽瑜伽的串联从拜日式序列（Surya Namaskara）开始，包括上犬式和下犬式（图 9.1）。这两个体式都利用四肢形成稳固的根基。传统拜日式序列与体式的结合不仅是为了热身，主要目的是使用这些四肢体式进行基础练习。

此后，在站立序列中建立下半身的根基，以及在接下来的坐式序列中引导骨盆和脊柱逐步达到平衡至关重要。

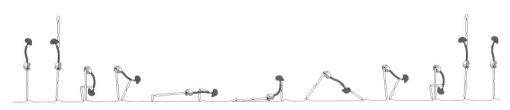

图 9.1　拜日式序列 A

拜日式序列

为什么拜日式序列围绕着犬式？

在拜日式序列中，下犬式被认为是一个主要体式。这是因为，其他体式只需要一次吸气或呼气，而这个体式需要 5 次吸气和 5 次呼气。

犬式不仅是阿斯汤伽串联瑜伽拜日式序列的一部分，也用作串联体式，并在整个练习中重复 30 多次（图 9.2 和 9.3）。那么，为什么我们要从犬式开始练习，为什么古代的瑜伽士如此强调这些体式呢？

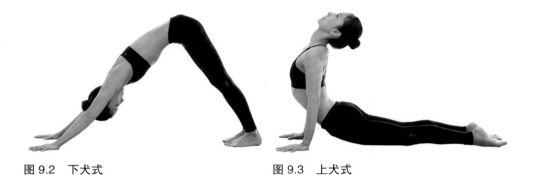

图 9.2　下犬式　　　　　　　　　　　图 9.3　上犬式

通过四肢与地面"重逢"

为了理解犬式的重要性，让我们将其与其他一些体式进行比较，比如眼镜蛇式和猫式。

在眼镜蛇式中，抬起上半身主要依靠脊柱的力量而不是手，双手只轻压地面形成根基（图9.4）。

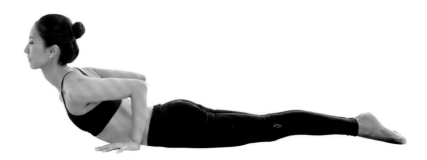

图 9.4　眼镜蛇式

猫式有6个根基，即双手、双膝和双足，但大地能量从双腿到脊柱的传递不如下犬式那么强烈（图9.5）。

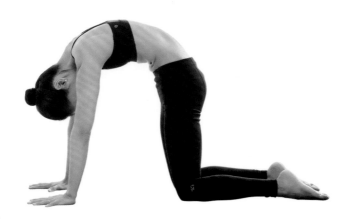

图 9.5　猫式

与眼镜蛇式和猫式不同，上犬式和下犬式可以通过与地面连接的双手和双足形成根基，能将能量有效地从地面向骨盆和脊柱区域传递。如前所述，这些是矫正的理想体式。身体第2、3节段的失衡可以通过双臂和双腿形成的四根柱子传递的强大能量来矫正。

我们欣赏古代瑜伽士的智慧，他们开发了四肢体式矫正从四足动物到两足动物进化过程中出现的失衡。

骨盆倾斜和下肢旋转模式的关系

在下犬式中，A 型和 C 型都有失衡，后线第 2 节段缩短，而第 3 节段拉长。换句话说，从关节运动的角度看，过度的腰椎前凸和骨盆前倾导致了严重的失衡。

另一方面，P 型的失衡模式表现为后线第 2 节段拉长而第 3 节段缩短，这是腰椎屈曲和骨盆后倾的失衡。

我们通常会在练习中发现，A 型和 C 型的腰椎 - 骨盆失衡和下肢的旋内有关。相反，P 型的腰椎 - 骨盆失衡和下肢旋外有关（图 9.6 和 9.7）。

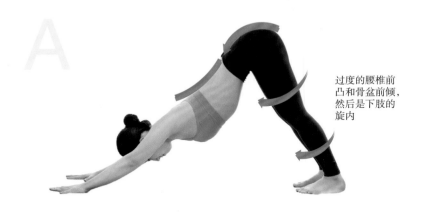

过度的腰椎前凸和骨盆前倾，然后是下肢的旋内

图 9.6 **A 型的下犬式**

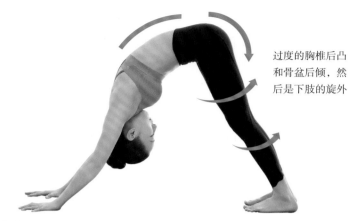

过度的胸椎后凸
和骨盆后倾，然
后是下肢的旋外

图 9.7 P 型的下犬式

如何观察髋关节的旋转失衡?

下犬式的标准凝视点是肚脐。对 A 型和 C 型，由于过度的骨盆前倾和腰椎前凸，他们很难专注于肚脐。

调整者可以通过观察膝盖骨和中线之间的距离，识别髋关节旋内、旋外的失衡（图 9.8）。

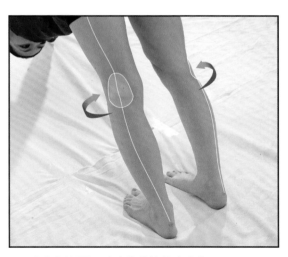

图 9.8 在下犬式中，通过膝盖位置识别髋关节的旋内失衡

通过观察膝关节后部，调整者也可以识别和区分髋关节的失衡是旋内还是旋外（图 9.9）。

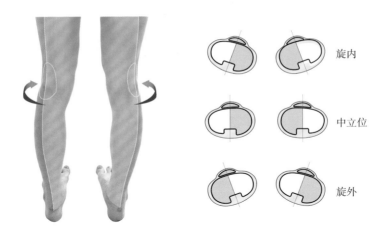

旋内

中立位

旋外

图 9.9　髋关节的旋内失衡

髋关节和膝关节旋转的区别

如果膝盖靠近身体中线，我们可以推断这是由于髋关节的旋内引起。注意，这并非膝关节旋内造成。

如果膝盖伸直，髋关节和膝关节作为一个整体一起旋转。看起来是膝关节旋内，实际上是髋关节旋内（图 9.10）。

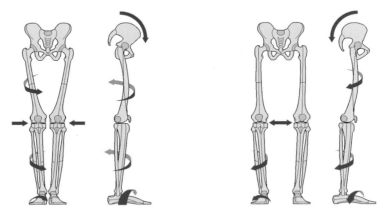

图 9.10　髋关节和膝关节的旋转

当膝关节屈曲角度超过 15° 时，它可旋内或旋外。在这种情况下，如果髋关节保持不动，膝关节是可能活动的（图 9.11）。

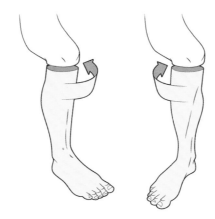

图 9.11　膝关节屈曲超过 15° 时的旋转

很多坐姿瑜伽体式练习膝关节的旋内和旋外（图 9.12 和 9.13）。膝关节微妙的旋内和旋外对冥想体式（如莲花式）的稳定必不可少。

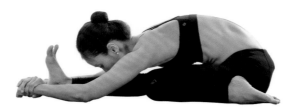

图 9.12　半英雄前屈伸展式（Triang Mukha Eka Pada Paschimottanasana）

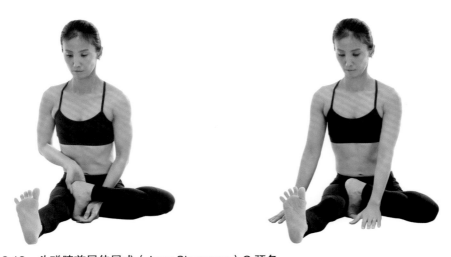

图 9.13　头碰膝前屈伸展式（Janu Sirsasana）C 预备

下犬式下肢的矫正

在骨盆前倾失衡时，A型和C型的髋关节有发展成旋内的趋势。髋关节旋内通常会导致膝关节旋内和足部旋前。

在骨盆后倾时，P型的髋关节有旋外的倾向。髋关节旋外通常会导致膝关节旋外和足部旋后。

由于腰椎和骨盆的失衡与下肢失衡有关，下肢失衡的矫正也有助于腰椎-骨盆失衡的矫正。此外，由于髋关节、膝关节和足部连接在一起并且同步工作，对其中一个关节做矫正也将使另外两个关节得到矫正。

如果我们观察足部、膝关节、髋关节、骨盆和腰椎之间的整体关系，并把它们作为一个整体来考虑，就有可能进行有效矫正。

膝关节的矫正方法

首先，A型和C型的膝关节旋内的情况比较常见，通常与膝关节的过度伸展有关。因此，轻微弯曲过伸的膝关节，将朝内的膝盖骨移向中立位，就有可能矫正旋内的髋关节和旋前的足部（图9.14和9.15）。

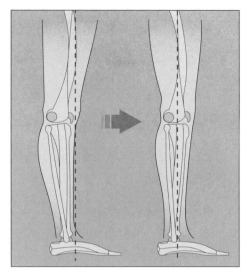

当膝关节转向左侧中
线时，可以确定膝关
节存在过伸

图 9.14　A 型和 C 型的膝关节矫正技术

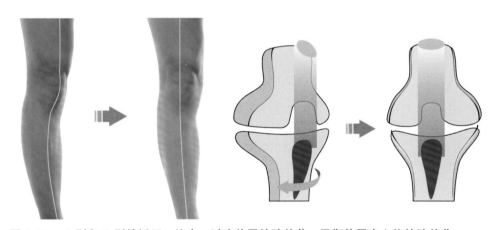

图 9.15　A 型和 C 型的矫正：旋内、过度伸展的膝关节→平衡伸展中立位的膝关节

　　P 型，可以通过使微屈的膝关节得到平衡伸展以及移动膝关节使朝外的膝盖骨回到中立位来矫正髋关节旋外和足部旋后（图 9.16）。

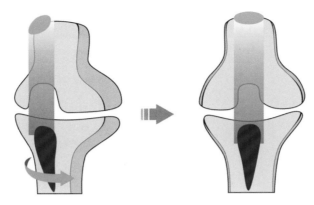

图 9.16　P 型的矫正：旋外的膝关节→平衡伸展中立位的膝关节

足部的矫正

下压足趾根部

如图 9.17 所示，背屈抬起足跟时，跖趾关节（MTP）也弯曲（伸展），后者由跖骨和足趾近侧端完成。跖趾关节有助于足和地面间形成一个稳定的根基。我们可以把这些跖趾关节称作足趾根部。当我们做下犬式或直立时，足趾根部均匀分布，这对建立足部的根基非常重要。

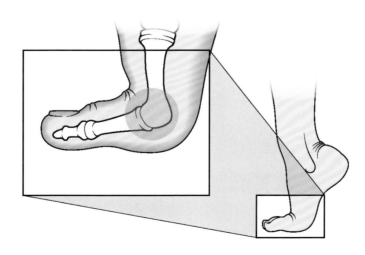

图 9.17　足趾根部

图 9.18 显示三种类型的足弓：

（1）从足大趾根部（A）到足跟（C），形成内侧纵弓来连接两个关节。

（2）从足小趾根部（B）到足跟（C），形成外侧纵弓。

（3）在足大趾根部（A）和足小趾根部（B）之间，形成跨过足宽的横弓。

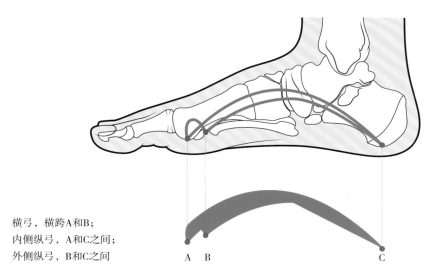

横弓，横跨A和B；
内侧纵弓，A和C之间；
外侧纵弓，B和C之间

图 9.18 足弓

当足大趾和足小趾根部以平衡的方式均匀下压时，横弓和纵弓也会保持平衡（图 9.19）。

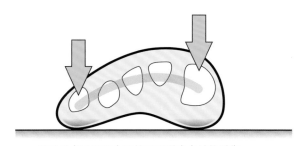

通过足大趾和足小趾的下压形成力量的平衡

图 9.19 平衡足部

足部旋前和旋后失衡的矫正

由于髋关节有旋内倾向，A型和C型很容易对足大趾根部施加过大压力。因此，当横弓和外侧纵弓塌陷时，可以观察到足部旋前（外翻）失衡（图9.20）。

作为一种矫正措施，可以在足小趾根部施加压力以恢复足部平衡。这样做不仅有利于足部平衡，对恢复髋关节和膝关节的平衡也有帮助。

由于髋关节有旋外倾向，P型很容易对足小趾根部施加过大压力。因此，当横弓和内侧纵弓坍塌时，可以观察到足部旋后（内翻）失衡（图9.21）。

作为一种矫正措施，可以在足大趾根部施加压力，以恢复足部平衡。这样做有助于恢复髋关节和膝关节的平衡。

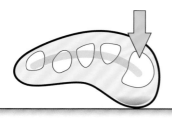 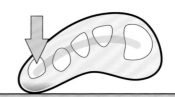

足小趾无力时发生旋前（外翻）失衡　　　　　足大趾无力时发生旋后（内翻）失衡

图9.20　旋前失衡　　　　　　　　　　**图9.21　旋后失衡**

髋关节的矫正

A型和C型有髋关节旋内的倾向。通过扶住并向后拉前线第3节段（股四头肌），调整者可以向外旋转髋关节以矫正到中立位（图9.22和9.23）。

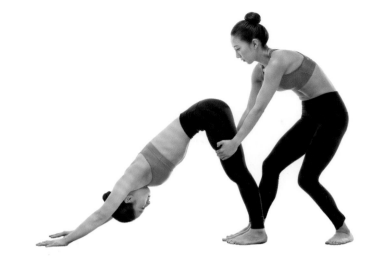

图 9.22　A 型下犬式髋关节旋内的矫正

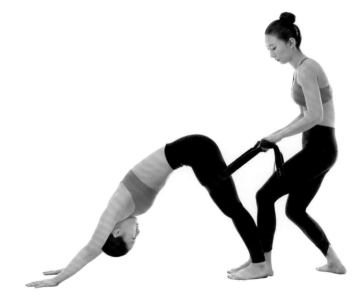

图 9.23　A 型下犬式髋关节旋内的皮带矫正

　　由于 P 型有髋关节旋外的倾向，两条腿向后外方拉得越多，髋关节的旋外就会越严重。因此，如果调整者以 X 形交叉双臂，将大腿内侧向后拉，就能帮助髋关节向内旋转到中立位。

上犬式的下肢矫正

由于骨盆前倾，A 型和 C 型做上犬式时有髋关节旋内的倾向。因此，可以观察到足部的旋前（外翻）模式。

如图 9.24 左图所示，当 A 型和 C 型做上犬式时，通常可以观察到足部形状的失衡，即足大趾相互靠近而足跟彼此远离。

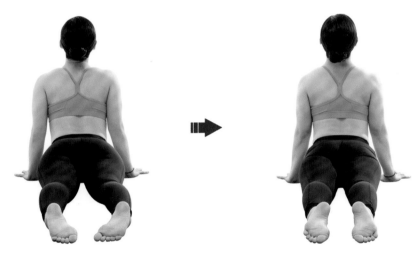

图 9.24　A 型和 C 型的上犬式和足部的矫正

同样的，图 9.25 左图也反映了足部形状的失衡，即足部旋前（外翻），足小趾根部无力并抬起。

俯卧时，只有足小趾的顶部压地（图 9.24 右图）。结果是，只有足小趾背侧的一侧可作为根基，典型的足部形状失衡出现在 A 型和 C 型中。

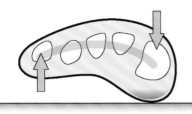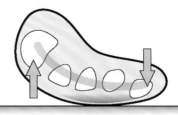

图 9.25　足小趾顶部的压地方向

　　这种以足部旋前为特征的失衡常见于那些经常以特定姿势坐着的儿童［如跪坐或英雄坐（Virasana）］。

　　由于在俯卧位不好控制足部方向，重要的是，教师要固定足跟并将其旋转到中立位，同时让练习者感受正确的位置。这也有利于练习者观察自己的姿势并做出必要的调整。

　　由于骨盆后倾，P 型做上犬式时容易出现髋关节旋外，可以通过足部的旋后观察到。图 9.26 左图显示，当 P 型做上犬式时，足跟相互靠近，而足大趾彼此远离。这是一种常见的 P 型足部形状失衡。

　　如图 9.27 左图所示，P 型做上犬式时足大趾根部无力，容易向上抬起，导致失衡。在俯卧位，如图 9.27 右图所示，只有足大趾的一侧接触地面。这时，典型的足部形状失衡出现了。

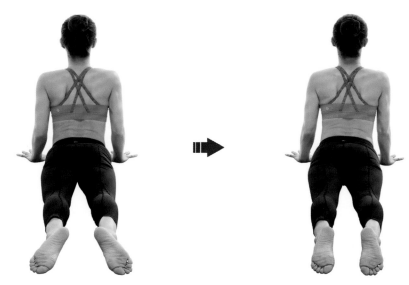

图 9.26　P 型的上犬式和足部矫正

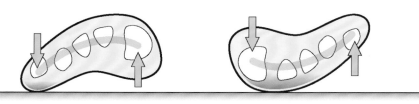

图 9.27　足大趾顶部的压地方向

A 型和 C 型足部的常见失衡：旋前（外翻）

见图 9.28 和 9.29。

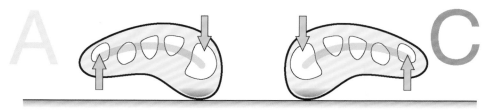

图 9.28　A 型和 C 型站立体式的足底根基

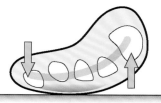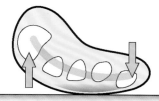

图 9.29 A 型和 C 型上犬式的足背根基

P 型足部的常见失衡：旋后（内翻）

见图 9.30 和 9.31。

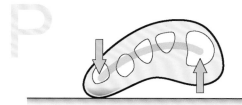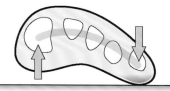

图 9.30 P 型站立体式的足底根基

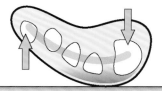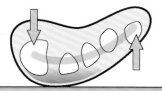

图 9.31 P 型上犬式的足背根基

问题 10： 上犬式时，臀大肌应该收缩还是放松？

这个问题的答案取决于骨盆倾斜失衡和髋关节旋转的类型。

做多节段后弯体式时，如上犬式，由于骨盆前倾，A 型和 C 型的腰椎关节比髋关节更容易伸展。通常可以观察到臀肌是完全放松以及足部是极度旋前的。在这种情况下，由于严重的髋关节旋内失衡，有必要主动收缩臀大肌来伸展髋关节，并加强上述关节的旋外运动以恢复到中立位。

由于有骨盆后倾，P 型很难充分伸展其腰椎，但髋关节不是。臀肌过度收缩及足部旋后常见。髋关节过度旋外有利于 P 型通过放松臀肌来伸展腰部，从而有意识地恢复到中立位（图 9.32）。

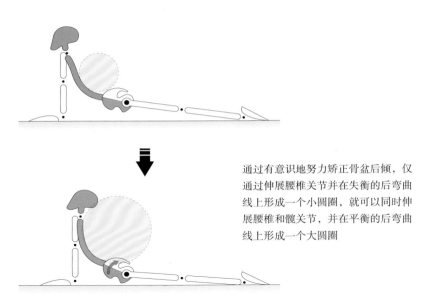

通过有意识地努力矫正骨盆后倾，仅通过伸展腰椎关节并在失衡的后弯曲线上形成一个小圆圈，就可以同时伸展腰椎和髋关节，并在平衡的后弯曲线上形成一个大圆圈

图 9.32　P 型上犬式的矫正

关于臀肌应该收缩还是放松的问题，取决于姿势类型和观察结果，而解决方案不仅适用于上犬式，也适用于其他多节段后弯体式，如骆驼式（图 9.33）。

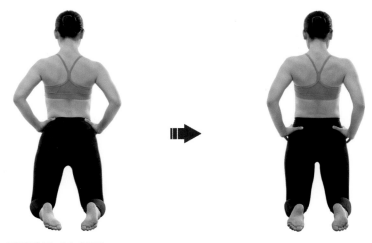

图 9.33　A 型的骆驼式和矫正

问题 11：　发展上半身稳定性的重要手臂平衡体式有什么？

　　很多动作或体式要素需要长期练习才能获得，比如串联体式的跳跃和手倒立式。常见的是，很多练习者想一次性完成这些体式，结果是不断受伤或遭受疼痛。重要的是，要始终把目标铭记于心。手臂平衡体式的练习目的是通过恢复上肢的稳定性来恢复下半身和上半身之间的平衡。

　　拜日式序列的向下和向上串联体式（下犬式和上犬式，以及序列中一些其他体式）是通过四肢基础练习来发展上半身稳定性的理想体式。

　　尤其是拜日式序列的第 4 个串联体式——四肢支撑式和第 6 个串联体式——下犬式，是最重要的基础体式，定期练习会帮助身体恢复到中立位和改善上肢的稳定性。这些体式可以恢复肩部和肩胛骨的稳定平衡（图 9.34 和 9.35）。

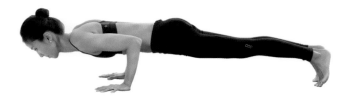

图 9.34　四肢支撑式

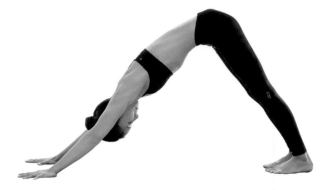

图 9.35　下犬式

　　除此之外，脚交叉双臂支撑式、萤火虫式（Tittibhasana）、乌鸦式（Bakasana）及手倒立式（Adho Mukha Vrksasana）等体式对获得垂直平衡也很重要。为了恢复构成人体核心的脊柱骨盆区域和四肢的平衡，需要长时间的持续练习（图 9.36 ～ 9.39）。

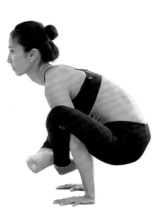

图 9.36　脚交叉双臂支撑式

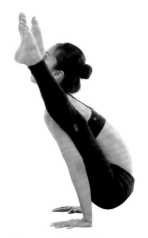

图 9.37　萤火虫式

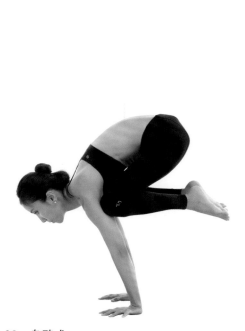

图 9.38　乌鸦式

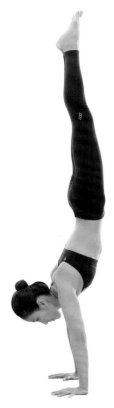

图 9.39　手倒立式

肩胛骨和肩关节失衡

　　如果肩胛骨在直立时不能保持平衡，并且习惯性地向前倾斜（前伸）或向后拱起（后缩），这种失衡的姿势模式可能会成为永久性的。该现象未必是肩胛骨本身的失衡，很可能是骨盆和脊柱失衡引起的代偿效应。

　　A 型，有骨盆前倾和腰椎前凸，肩胛骨向后推（后缩），胸部向外推。

P 型，有骨盆后倾和胸椎后凸，胸部向内弯曲，肩胛骨向前推（前伸）。

C 型，有骨盆前倾和胸椎后凸，胸部向内弯曲，肩胛骨向前推（前伸）。

A 型的一个有趣之处是，不仅肩胛骨后缩，肩关节也会向外旋转，因而导致直立位伸直手臂时，手掌是朝外的。

另一方面，由于 P 型和 C 型的肩胛骨前伸，肩关节也向内旋转，因此导致手背朝外（图 9.40）。

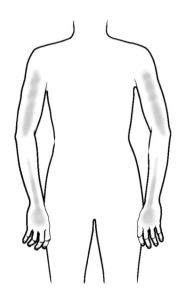

图 9.40　P 型的上肢失衡：肩胛骨前伸和肩关节旋内

下犬式的上肢矫正

　　A 型在下犬式中常见的失衡是肩胛骨后缩和肩关节旋内。与直立体式（肩关节旋外失衡）相比，下犬式经常出现肩关节旋内失衡的原因是，A 型的骨盆前倾和腰椎前凸导致下肢旋内和根基无力。因此，身体的重量主要落在上半身和手臂上。由此，肩关节过度旋内，试图承受体重。结果是，上半身和下半身的根基都出现了旋内失衡。

　　矫正时应该加宽肩胛骨之间的距离（前伸），并向外旋转肩关节到中立位（图 9.41）。

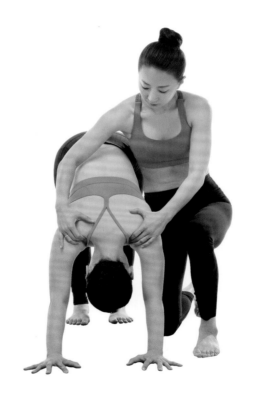

图 9.41　下犬式的上肢矫正

　　P 型和 C 型在上犬式中常见的失衡是肩胛骨上提、前伸和肩关节旋内（图 9.42）。

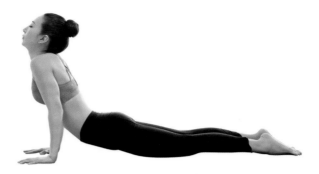

图 9.42　P 型的上犬式失衡：肩胛骨上提和前伸，肩关节旋内

矫正时应降低（下降）并向后推（后缩）肩胛骨，向外旋转肩关节到中立位（图 9.43）。

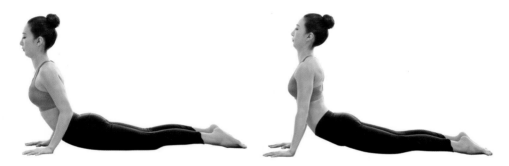

图 9.43　P 型的上犬式矫正：降低并向后推肩胛骨，向外旋转肩关节

造成这种失衡的原因是腰椎和骨盆的失衡模式引起的肢体代偿效应。仅矫正上肢失衡效果有限。因此，有必要把第五至第八章所述的腰椎、骨盆和下肢的矫正作为一个完整的过程来练习，才能获得满意的矫正效果。

上肢矫正的具体目标

姿势失衡通常来自骨盆，不仅涉及髋关节和下半身，也通过一系列的关节运动模式延伸到胸椎和肩胛骨。瑜伽体式的上肢运动是为了平衡肩胛骨和上肢而设计。

A 型的肢体矫正体式

鹰式：肩胛骨前伸和肩关节旋内。

鹰式（Garudasana）的上半身动作是为矫正 A 型的肩胛骨后缩和肩关节旋外而设计的。如图 9.44 所示，上半身动作包括肩胛骨的向前移动。但是，下方左臂和上方右臂肩关节的旋转是不同的。如图所示，左臂肩关节旋内，而右臂肩关节旋外。左臂在上，进行重复练习，肩关节的旋转也会随之改变。

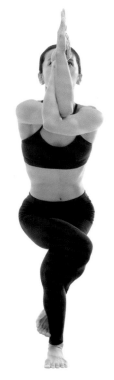
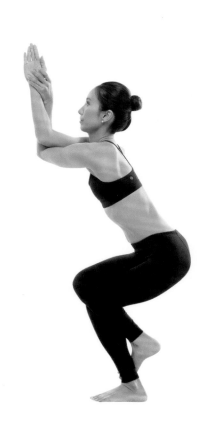

图 9.44 鹰式

加强侧伸展式（Parsvottanasana）：肩关节旋内

这是肩胛骨后缩的动作，因此可能不适用于 A 型。A 型的肩关节旋内受限，因此，许多人做背后双手合掌有困难。加强侧伸展式是适合矫正 A 型肩部失衡的体式。如果做不到双手合掌，建议从简单的手肘互抱的旋内动作开始（图 9.45）。

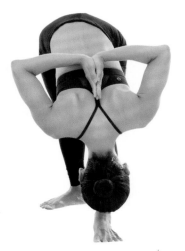
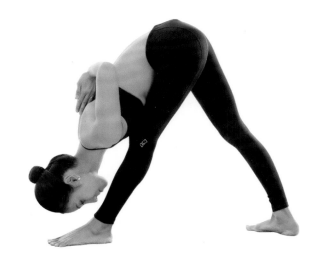

图 9.45　加强侧伸展式

P 型和 C 型的上肢矫正体式

双角式 C（Prasarita Podottanasana C）、弓式和骆驼式是抵消 P 型和 C 型的肩胛骨前伸和肩关节旋内的完美矫正体式，这些体式可以促进肩胛骨后缩和肩关节旋外（图 9.46 ～ 9.48）。

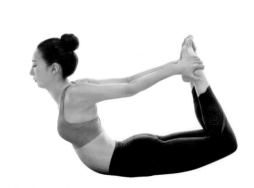

图 9.46 弓式

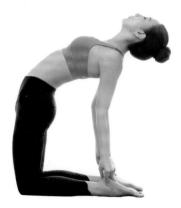

图 9.47 骆驼式

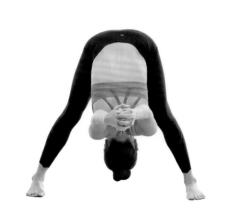

图 9.48 双角式 C

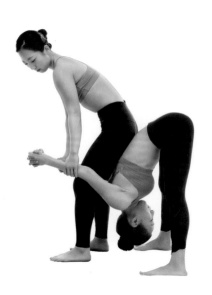

牛面式（Gomukhasana）抵消肩胛骨后缩和左右臂的旋内或旋外（图 9.49）。

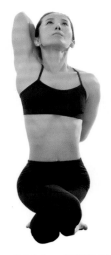
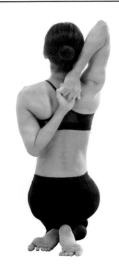

图 9.49　牛面式：肩胛骨后缩，下方手臂旋内，上方手臂旋外

鹰式：肩胛骨前伸（图 9.50）。

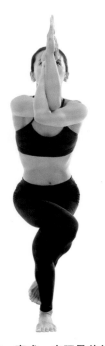
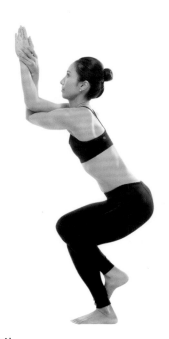

图 9.50　鹰式：肩胛骨前伸，下方手臂旋内，上方手臂旋外

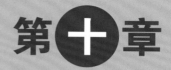

第十章

脊柱平衡与呼吸

实现姿势平衡的最大障碍之一是我们之前所讨论的节段失衡。解决节段失衡的具体矫正对恢复练习者中立位非常有效。

然而，当练习第一到第九章所讨论的"平衡"体式时，如果将这些体式与有意识的呼吸相结合，你可以期待更积极的结果。

传统上，本章所讨论的技巧是由瑜伽修行者发展出来的，目的是将体式与呼吸有效地结合起来。

在第四章，我们讨论了练习者如何将脊柱骨盆运动和呼吸和谐结合应用并恢复中立位。

不同姿势类型的呼吸机制

正如第四章所讨论的，失衡的姿势类型和失衡的呼吸模式之间存在联系。A 型以吸气模式为主，P 型以呼气模式为主。

由于前线第 2 节段拉长和后线第 2 节段缩短，A 型倾向于以胸式呼吸为主的呼吸机制。对 A 型而言，利用肋间肌运动扩张胸部很容易，但他们的腹肌很弱（图 10.1）。

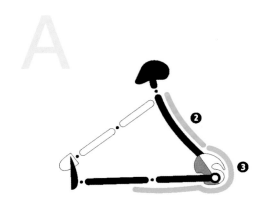 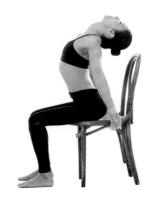

图 10.1　A 型呼吸模式

　　由于前线第 2 节段缩短和后线第 2 节段拉长，P 型倾向于以腹式呼吸为主的**呼吸机制**。虽然很难利用肋间肌运动扩张胸部，但他们擅长用腹肌呼气（图 10.2）。

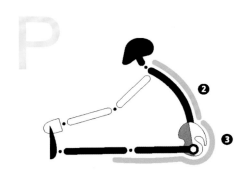 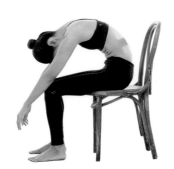

图 10.2　P 型呼吸模式

胸式呼吸和腹式呼吸

恢复呼吸失衡

人体躯干由胸腔和腹腔构成，腔内的压力可由呼吸肌的运动来调节（图 10.3）。

当胸腔内的压力由于胸廓扩张而降低时，空气被吸入胸腔。胸廓通过肋间肌和膈肌运动扩张。

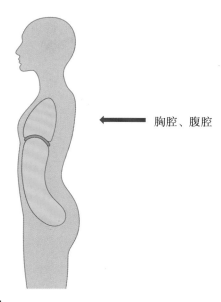

图 10.3 人体躯干的空腔

一方面，肋间肌的收缩使肋骨向上和向外，从而扩张胸腔。当膈肌收缩时，它的中心下移并扩张胸腔。

A 型，由于前线第 2 节段拉长而后线第 2 节段缩短，所以他们很容易利用肋间肌呼吸。另外，由于骨盆前倾，膈肌的向下运动并不容易。

利用肋间肌与胸腔横向扩张来吸气的呼吸机制称为"胸式呼吸"（图 10.4 左）。

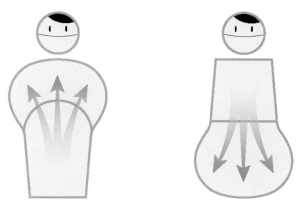

图 10.4 胸式呼吸（左）和腹式呼吸模式（右）

另一方面，P 型不容易利用肋间肌来吸气，因为前线第 2 节段缩短和后线第 2 节段拉长。相反，骨盆后倾的情况使膈肌更容易向下运动。

主要利用膈肌和胸腔纵向扩张来吸气的呼吸机制称为"腹式呼吸"（图 10.4 右）。

由于 A 型倾向于胸式呼吸，而 P 型倾向于腹式呼吸，因此很容易识别姿势和呼吸模式之间的不同联系。

姿势和呼吸就像一枚硬币的两面。因此，姿势和呼吸的结合将在矫正过程中达到最佳效果。

那么，我们怎样才能在不倾向于胸式呼吸或腹式呼吸的情况下，同时使肋间肌和膈肌协同工作，从而实现平衡的呼吸呢？

平衡脊柱屈伸的纵向伸展运动

练习瑜伽体式不仅仅是吸气时伸展脊柱，呼气时弯曲脊柱。

事实上，脊柱在吸气时伸展，这是由胸腔扩张引起的，而后者源于腰椎曲线的伸展。然而，由于背部肌肉缩短，胸腔后部的扩张受限。

为了充分扩张胸腔，位于胸部和背部的肋骨也必须扩张。因此，躯干侧面、前面和后面应该均匀地展开，而不仅是前面展开而后面收缩（图 10.5）。

既然这样，当主要呼吸模式是胸式呼吸时，怎样才能使胸腔向各个方向均匀地扩张呢？注意，胸式呼吸主要使用肋间肌，这对于腰椎过度伸展的人是很容易的。而且，在这种情况下，为了进行足够强大的呼气活动，腹肌被激活，连同尾骨一起被拉下。通常，当呼气停止时，吸气开始得太急促，会伴随尾骨抬高和腰椎伸展。

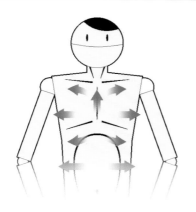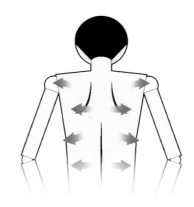

图 10.5　**最佳呼吸模式**

　　不是快速抬高尾骨，而是在保持尾骨位置的同时收缩腹部。缓慢的呼吸将使脊柱拉长或纵向伸展，而不是腰椎伸展。

　　这样一来，不仅是前、后、左、右的肋骨得到均匀的扩张，整个胸腔也得到了扩张。当这种完全而平衡的呼吸发生时，膈肌和肋间肌是同时工作的。

　　在瑜伽传统中，一种叫"班达"（bandha，收束法）的脊柱控制法用于脊柱的纵向伸展。首先，轻微地卷起尾骨并收缩小腹，然后内收夹紧坐骨，同时深呼气。这叫**会阴收束法**。然后，在腹直肌的帮助下激活腹横肌。呼气结束后开始吸气时放松腹直肌，利用腹横肌保持小腹压力。这样做时，膈肌和肋间肌被激活，这被称为**收腹收束法**。

　　第三种收束法是**收颌收束法**，是通过将下巴拉向胸部并伸展颈椎来完成。

　　这三种收束法都有助于脊柱的纵向伸展，其中会阴收束法负责尾骨，收腹收束法负责腰椎和胸椎，而收颌收束法负责颈椎（图 10.6）。

　　呼吸运动和姿势的结合是收束法的核心技术。它可以连续使用，不限于静态冥想体式，也可用于瑜伽体式练习的动态转换。

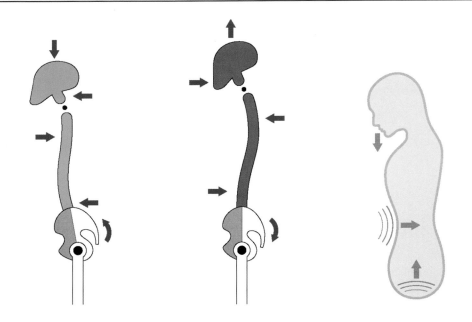

图 10.6　三种收束法创造的骨盆中立和纵向伸展

　　从图 10.7 所示的四肢支撑式开始，连续转换到位置 B 和 C（图 10.8 和 10.9），同时深呼气。缓慢吸气，从位置 C（图 10.9）转换到位置 D（图 10.10）并伸展和拉长脊柱。

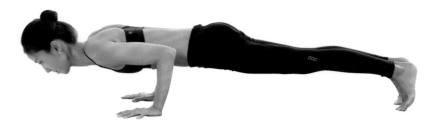

图 10.7　四肢支撑式：位置 A，专注于会阴收束法

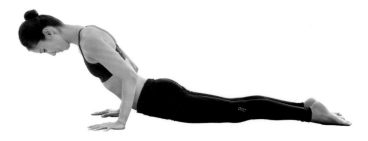

图 10.8　转换：位置 B，专注于收腹收束法

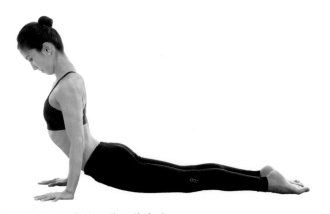

图 10.9　转换：位置 C，专注于收颌收束法

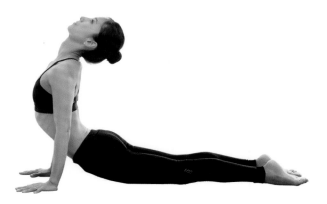

图 10.10　上犬式：位置 D

　　图 10.7 ～ 10.9 分别展示了会阴收束法、收腹收束法和收颌收束法的应用。这三种收束法应用于瑜伽体式的转换过程。

问题 12： 最后，获得有效矫正的要素是什么？

理解矫正目的

为了有效地矫正姿势，教练和练习者都要了解做每个矫正动作背后的目的。矫正目的指的是矫正方向和矫正范围（图 10.11）。

如果正确理解了矫正目的，教练和练习者在同一个矫正方向上就可以有效地合作。但是，如果误解矫正目的，就有可能在教练的意图和练习者当前的失衡状态之间产生冲突。

这种冲突只会导致能量浪费，不会有任何良性结果。最重要的是，这样做还可能引发疼痛或损伤，最终导致失衡状况的恶化。

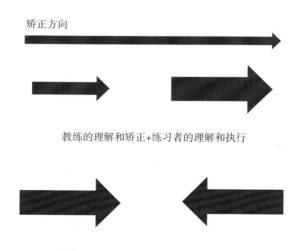

矫正方向

教练的理解和矫正+练习者的理解和执行

教练的理解和矫正−与练习者的误解和执行的冲突

图 10.11 矫正方向

要在练习和指导中正确理解和有效矫正，开放的交流和不断的学习是必要的前提。

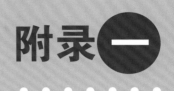

附录一

姿势类型的定义方法

小组投票比较法

测试方法：小组投票法

测试方法的原则：相互对比检查

一般来说，定义一个人的姿势类型有主观方法和客观方法。

主观方法是让练习者通过感觉自己的姿势和动作来认识自身的姿势失衡。

客观方法包括在第三方的帮助下，以观察者的身份确定某人的姿势失衡，比如节段失衡和关节运动失衡，是通过教师的眼睛识别。然而，在只有单一观察者的情况下，观察仅限于一个人的主观判断，缺乏客观性。

为了互相印证观察中的客观因素，可以增加观察者的人数，整个过程中，观察者和被观察者的角色可以互换。所有参与者都可以通过观察他们在各种瑜伽体式中的表现，来比较同一姿势类型的不同被观察者的失衡程度。

小组投票法的主要优点是提高了参与者对姿势模式的理解水平，他们开始了比较和选择的合作过程。

通过参与和选择，一个人对姿势类型的错误认知可以被纠正。对姿势失衡的各种看法可以整合、比较、评估、讨论，并最终得到客观和科学的验证。

姿势类型的小组投票

日期：_____

小组：_____

姓名							
A							
P							
C							
N							

★ 小组人数：6～8人。如果有40人参与，将他们分成5组，每组8人。

★ 在每组中选择一名主持人，以保证投票活动的顺利进行。

★ 以下页面展示了四种不同姿势类型的人所做的15个瑜伽体式。一个人完成所有15个瑜伽体式，完成后，观察者对姿势类型（A、P、C、N）进行投票，主持人负责记录投票结果。

★ 每位参与者将轮流完成15个瑜伽体式，供组内其他参与者进行观察和投票。

四种姿势类型在 15 个不同瑜伽体式中的比较

1. 山式（Samasthiti）

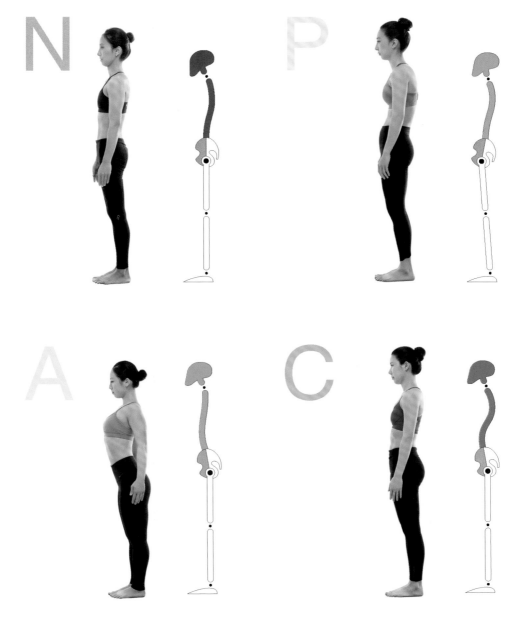

2. 展臂式（Hasta Uttanasana）

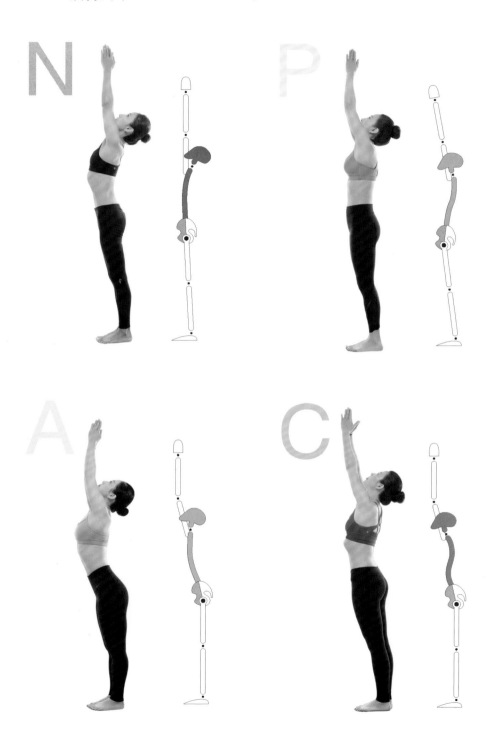

3. 站立前屈式（Uttanasana）

4. 站立前屈伸展式（Ardha Uttanasana）

5. 四肢支撑式（Chaturanga Dandasana）

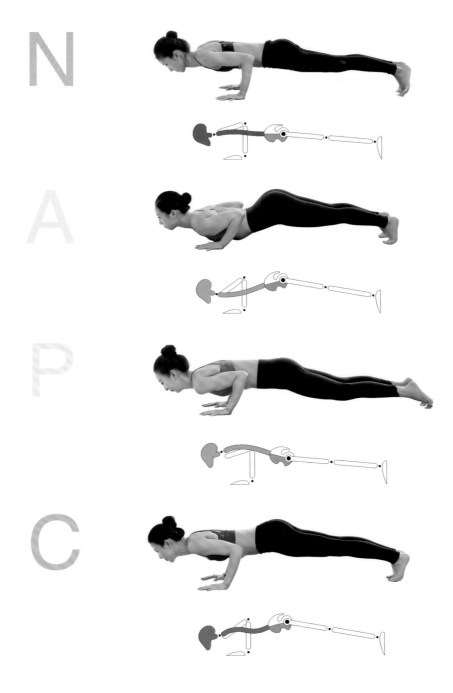

6. 上犬式（Urdhva Mukha Svanasana）

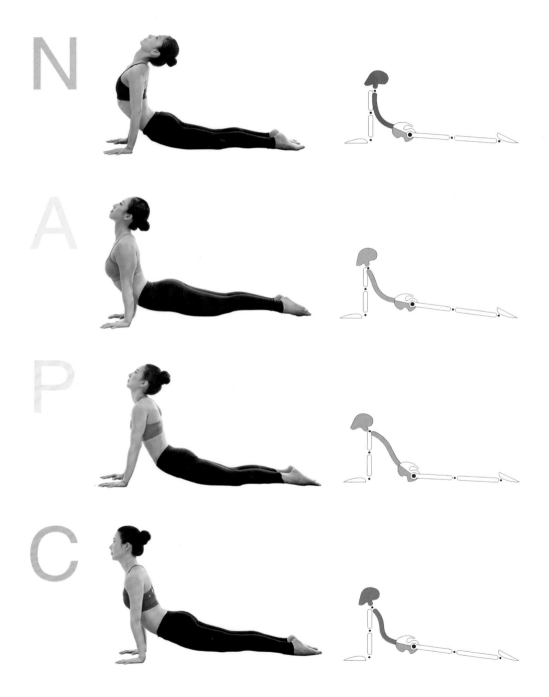

7. 下犬式（Adho Mukha Svanasana）

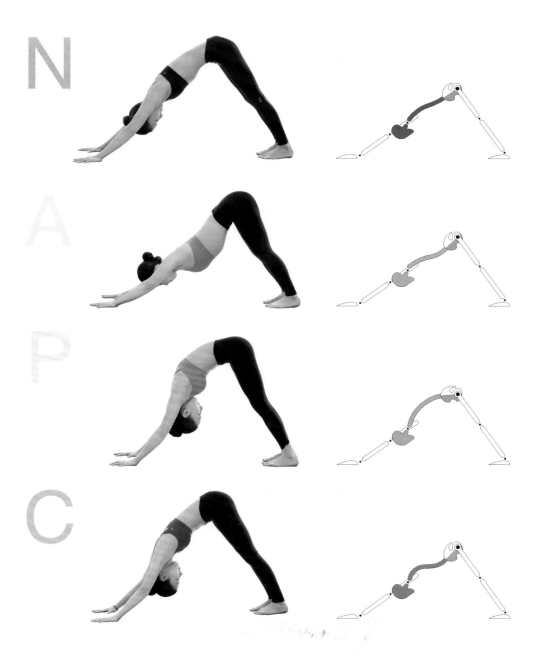

8. 手杖式（Dandasana）

N

A

P

C

9. 双腿背部伸展式（Paschimottanasana）

N
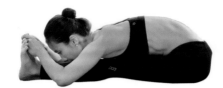
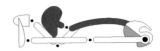

A
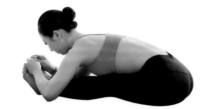
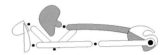

P
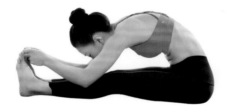
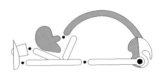

C
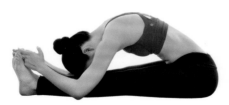
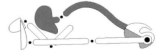

10. 反台式（Purvottanasana）

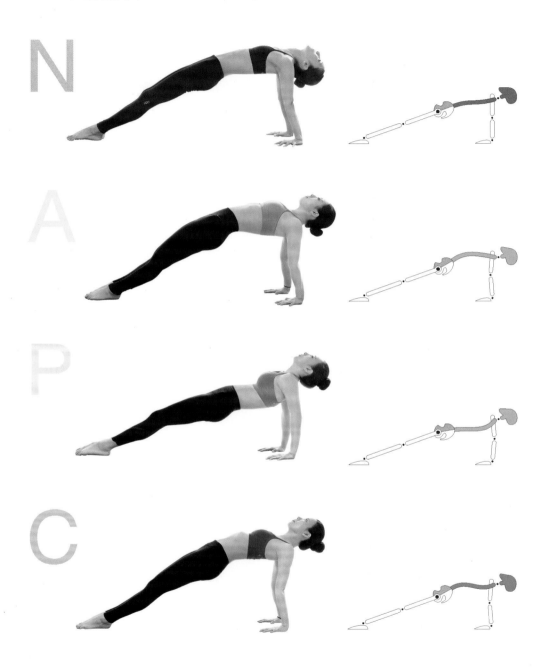

11. 束角式 A（Baddha Konasana A）

N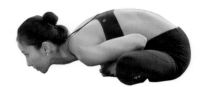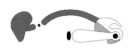

A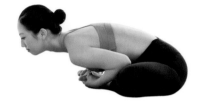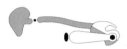

P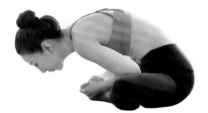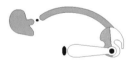

C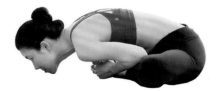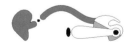

12. 束角式 B（Baddha Konasana B）

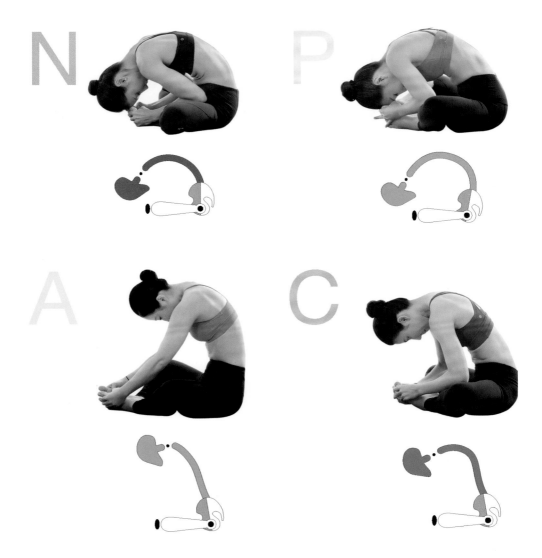

13. 圣哲玛里琪 A（Marichyasana A）

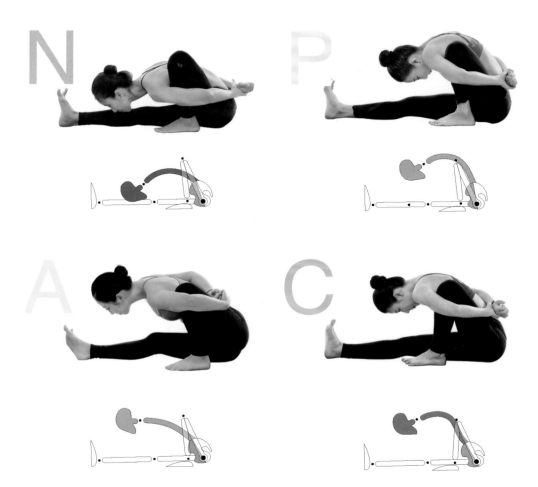

14. 骆驼式（Ustrasana）

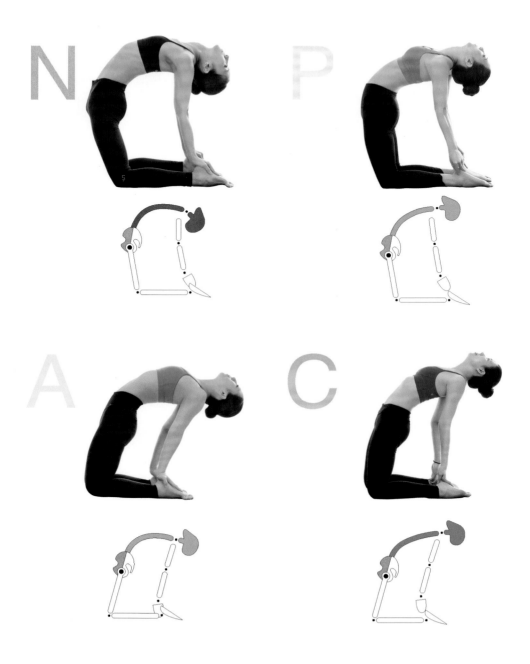

15. 上轮式（Urdhva Dhanurasana）

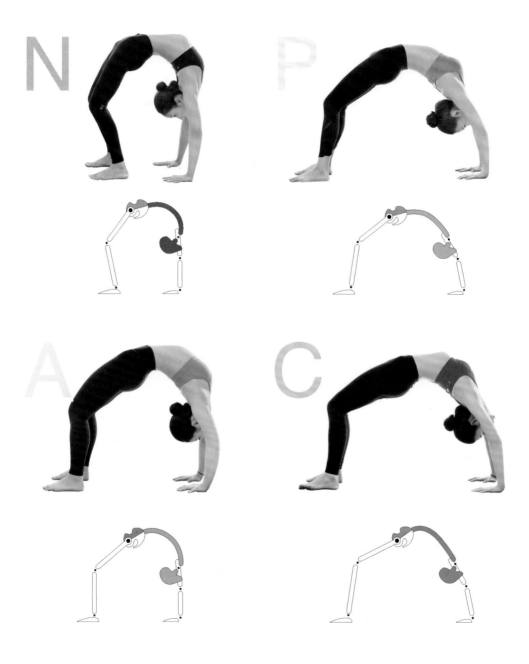

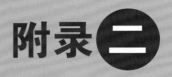

附录 二

体式梵文和中文名称对照

· · · · · · ·

Adho Mukha Svanasana	下犬式
Adho Mukha Vrksasana	手倒立式
Anjaneyasana	低位弓箭步
Ardha Uttanasana	站立前屈伸展式
Baddha Konasana A	束角式 A
Baddha Konasana B	束角式 B
Bakasana	乌鸦式
Bhujangasana	眼镜蛇式
Bhujapidasana	腿交叉双臂支撑式
Bitilasana	牛式
Chaturanga Dandasana	四肢支撑式
Dandasana	手杖式
Dhanurasana	弓式
Dvi Pada Sirsasana	双腿绕头式
Garudasana	鹰式
Gomukhasana	牛面式
Hasta Uttanasana	展臂式
Janu Sirsasana C	头碰膝前屈伸展式 C

Kapotasana	鸽子式
Kurmasana	龟式
Laghu Vajrasana	小雷电坐
Marichyasana A	圣哲玛里琪 A
Marichyasana C	圣哲玛里琪 C
Marjaryasana	猫式
Natarajasana	舞王式
Navasana	船式
Parsvakonasana	侧角伸展式
Parsvottanasana	加强侧伸展式
Paschimottanasana	双腿背部伸展式
Pindasana	胎儿式
Prasarita Padottanasana C	双角式 C
Purvottanasana	反台式
Salabhasana	蝗虫式
Samakonasana	直角式
Samasthiti /Tadasana	山式
Supta Kurmasana	睡龟式
Supta Virasana	卧英雄式
Tittibhasana	萤火虫式
Triang Mukha Eka Pada Paschimottanasana	半英雄前屈伸展式
Trikonasana	三角伸展式
Upavistha Konasana A	坐角式 A
Upavistha Konasana B	坐角式 B
Urdhva Dhanurasana	上轮式

Urdhva Mukha Svanasana	上犬式
Ustrasana	骆驼式
Uttanasana	站立前屈式
Virabhadrasana A	战士 1 式
Virabhadrasana B	战士 2 式
Virasana	英雄坐
Vrschikasana	蝎子式

索 引

关于作者

郑斗和

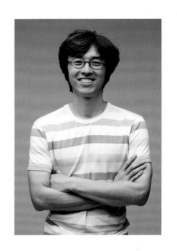

郑斗和，1968 年出生于韩国釜山，从小就对生活充满好奇。他的童年在其祖父——一位儒家学者的引导下度过。祖父的去世使郑斗和真正地接触到生命的基本问题："我是谁？""我来自哪里？""人生的目的是什么？"为了寻求答案，15 岁时，郑斗和与一位禅师在寺庙里进行了一段时间的冥想训练。

25 岁左右，郑斗和获得药学学士学位，为了养家糊口，在首尔开了自己的药店。然而，他精神上的探索和追问从未停止。1996 年，郑斗和开始了他的瑜伽之旅，2001 年，他第一次访问印度，同时研究瑜伽的起源。从 2005 年到 2007 年，他了解了传统的阿斯汤伽瑜伽，他觉得这是一种和上师帕塔比·乔伊斯的连接。

2008 年，郑斗和在北京遇到约翰·斯考特，这次相遇让他明白了串联体式的真正含义。他将约翰·斯考特的《阿斯汤伽瑜伽》一书翻译成韩语，后来在新西兰 Stillpoint 瑜伽学校的教师培训课程上向约翰·斯考特学习了几年。

2007 年，郑斗和在家乡釜山开始教授传统迈索风格（Mysore-style）的瑜伽课程，并在 2010 年创办了 Yoga VnA 工作室。从那时起，他一直致力于当代科学对传统阿斯汤伽瑜伽的诠释。

郑斗和在韩国和中国举办了 100 多场瑜伽解剖培训讲座。他是韩国 Yoga VnA 和 Yoga Kula 解剖学院以及约翰·斯考特瑜伽中国教师培训课程的领导者。2016 年，他出版了他的第一本韩语版的书——《瑜伽姿势评估与矫正指南》，并在伦敦约翰·斯考特瑜伽的教师研讨会上成功地推出了该书的理念。郑斗和目前在写他的第二本书——关于对称性失衡的瑜伽调整。